吉娜·福特育儿经典

育儿圣经

（英）吉娜·福特著　　李韬　苑忠义 译

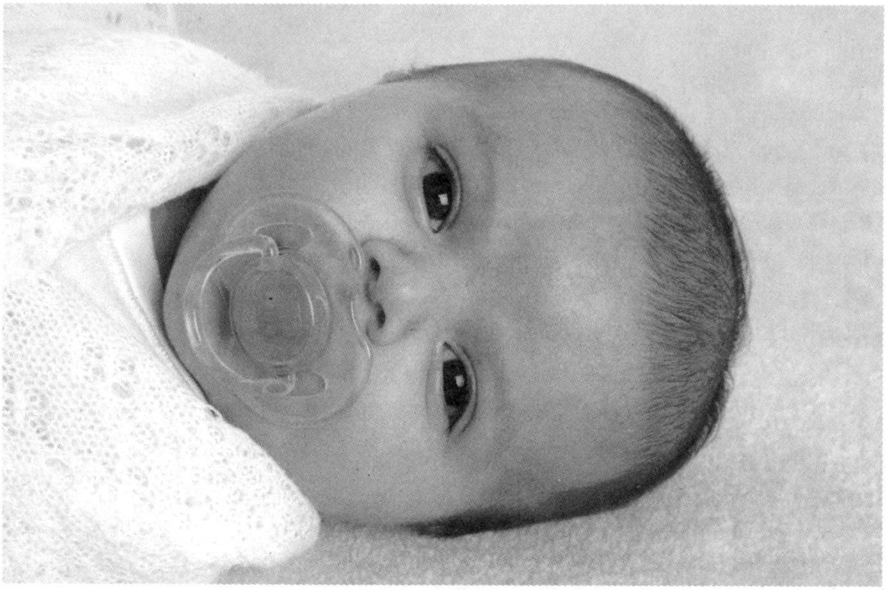

中国纺织出版社

图书在版编目（CIP）数据

育儿圣经／（英）福特（Ford,G.）著；李韬，苑忠义译. —北京：中国纺织出版社，2013.1

（吉娜·福特育儿经典）

书名原文：The New Contented Little Baby Book

ISBN 978-7-5064-8987-4

Ⅰ.①育… Ⅱ.①福… ②李… ③苑… Ⅲ.①婴幼儿—哺育—基本知识 Ⅳ. ①TS976.31

中国版本图书馆CIP数据核字（2012）第268327号

THE NEW CONTENTED LITTLE BABY BOOK：THE SECRET TO CALM AND CONFIDENT PARENTING

AUTHOR：GINA FORD

著作权合同登记号 图字：01-2012-8516

策划编辑：樊雅莉　　责任编辑：马丽平　　特约编辑：陈娟　　责任印制：刘强

装帧设计：北京天元晟然文化发展有限公司

中国纺织出版社出版发行

地址：北京东直门南大街6号　邮政编码：100027

邮购电话：010—64168110　　传真：010—64168231

http: // www.c–textilep.com

E–mail: faxing@c–textilep.com

三河汇鑫印务有限公司印刷　各地新华书店经销

2013年1月第1版第1次印刷

开本：710×1000　1/16　　印张：14

字数：22万字　定价：29.80元

凡购本书，如有缺页、倒页、脱页，由本社图书营销中心调换

将本书献给我亲爱的母亲，

她是一位母亲，一位挚友；

在这里，

我谨以此书纪念她的睿智，

以及长久以来所给予我的，

最特别的关爱和鼓励；

她慈祥的微笑，闪烁的双眸，

总能将阴雨连绵变成艳阳高照。

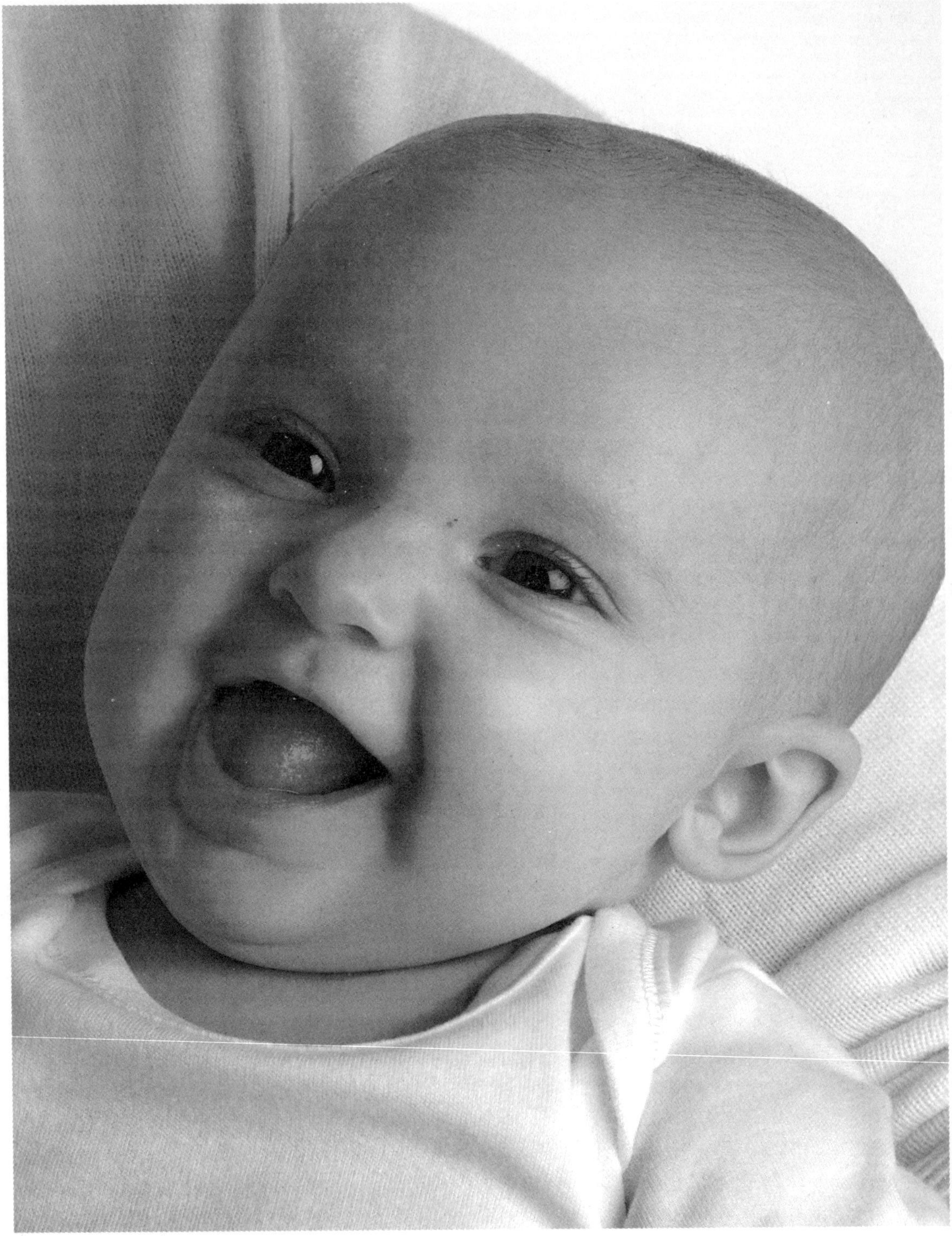

Thanks to

鸣谢

我在工作中曾经接触过世界各地超过300个家庭，正是这样的经历构成了《育儿圣经》第一版的基本内容。我想对这些家庭表达万分的感谢，感谢你们对我育儿理念的信任和忠诚，感谢你们长久以来把宝宝的成长状况持续不断地反馈给我，使得这本书能够顺利完成。

我要特别感谢凯斯和珍妮特·霍森，他们对我的帮助简直无法估量。他们把我的作息规范和进餐计划转变成了直观的表格，让家长一目了然。

我的亲朋好友一直以来都给予我关爱和鼓励。威廉姆·亚历山大·福特、基恩和安德鲁·菲尔、安·克拉夫和希拉·艾斯克代尔，谢谢你们！同时也要谢谢我朋友简·瑞威尔、雅美尼·弗朗兹、简·魏古德、乔·阿姆普斯和卡拉·弗洛登·弗林特！

我的经纪人艾玛·托德，我的出版人菲欧娜·麦金泰尔，我的编辑伊莫金·福特斯，以及兰登书屋集团的其他员工都给予了我最大的支持和指导。他们对我的理念怀有极大的信心，在他们的帮助之下，我得以著书立说，对此我感激不尽。

在这里我也要特别感谢我的私人编辑道恩·弗扎德以及吉尔·麦考利，他们不仅给我的书籍和网站提供了巨大帮助，并且也给了我情感上的巨大支持，他们的鼓励以及友谊对我而言是永生不变的慰藉和力量。

我想对我的网站Contentedbaby.com团队表达最诚挚的谢意，网站的编辑凯特·布莱恩、雅美尼·弗朗兹、弗兰西斯·霍华德·布朗、盖尔·希勒和索菲·胡斯维特，他们对我的生活和网站的运作都提供了巨大的支持，谢谢你们。我也要感谢Embado.com网站的洛里·詹金斯，他以纯熟的技术建立了一个无与伦比的在线社区，使得世界各地的家长们都可以得到相关资讯。Contentedbaby.com的创始人之一——劳拉·西蒙斯，我要特别地感谢她，她的努力使得这本书当中的作息规范变得清晰准确。同时，她也为我和我的网站的其他成员提供了巨大支持。

最后，我也要感谢数以千计的家长，从1999年我的第一本书出版之时，你们就一直给我写信，向我反馈你们对于安心宝贝作息规范的切身体会。你们一直以来的反馈对我而言非常重要，你们支持的话语对于我意义重大。最特别的爱和最特别的感激奉献给你们以及你们的安心宝贝。

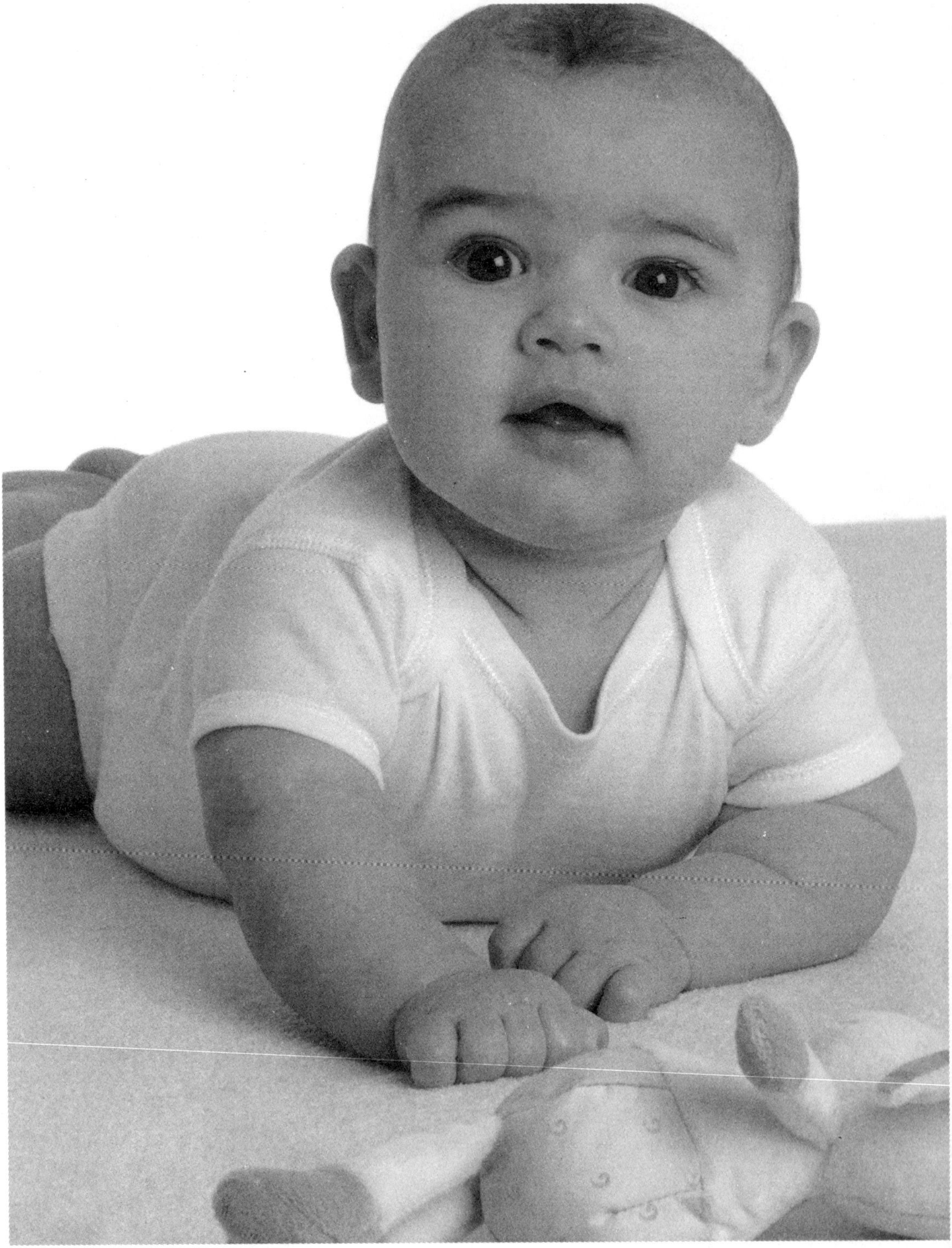

Introduction

前言

吉娜·福特为何不同

各种关于育儿的知识和信息浩如烟海，覆盖了从宝宝出生之日起的几乎所有环节。但是这样却使新手父母更加不知所措。如果你在怀孕时就曾读过一些关于产后护理的书籍，你会发现在这些书籍当中，没有提供任何日常护理的详细建议。同时，这些书籍也无法通过通俗易懂的方式让你理解产后每周会发生的变化。

正是因为如此，吉娜·福特的出现为那些迷惘的父母带来了希望。她通过逐日逐周的指导，让宝宝拥有一个合理的作息规范。她通过一系列清晰的图表展示出宝宝和父母在不同时期需求的变化。因而，你只需要看图表就可以很容易理解如何去应对产后的生活，也会了解如何以星期为单位去处理将会遇到的问题。

不论你的宝宝是用母乳喂养，还是人工喂养，吉娜·福特都能让你规范地度过产后的每一天。她已帮你做好母子二人的时间安排，并且会让你理解宝宝所要经历的各种变化。她在书中详尽介绍了如何给宝宝断奶以及如何让他摄入固态食物。对于如何以及为何要对宝宝的食谱作出调整的问题，福特也给出了完美的解答。

吉娜·福特曾经护理过的300多个宝宝最好地佐证了一定作息规范的作用。吉娜·福特用她第一手的经验，以及处理实际问题的范例，来帮助读者理解和解决他们可能遇到的问题。

凯斯·霍森

（笔者是杰克·朱匹特·霍森之父，这个宝宝生于1996年1月2日，他是一个真正意义上的吉娜宝贝——每晚可以安然地睡上12个小时，进餐状况良好，快乐而安逸。）

Author's Preface

作者自序

我的第一本书《育儿圣经》（1999年第一次出版）的内容是基于我在工作中与世界各地超过300个宝宝以及他们的家庭接触的经历。这本书成为了畅销书，一直以来被各位家长广为推崇，世界各地越来越多的家庭在采纳我的建议。

我的建议广受欢迎，追随者的忠诚支持，很好地佐证了一点——只有在一定作息规范之下，宝宝才能够茁壮成长。与那些老式的、古板的4小时进餐制不同，我的作息规范是与宝宝的自然进餐节律和睡眠节律相契合的，它可以确保宝宝的各种需求得到满足，同时使其不至于感到不舒服或者过度疲劳。最重要的是，根据多年来积累的经验，我了解到每一个宝宝都是不同的，而我的作息规范可以根据每个宝宝不同的需求进行调节。

第一本书出版以后，我在咨询工作中以及网站上，曾经与数以千计的家长进行过交流。这种直接的接触，使我可以从家长那里获得对于宝贝作息规范最有用的反馈。这样的经历与心得使我得以修改和更新原有版本。安心宝贝作息规范和我的核心理念一直是保持不变的，但是根据这些弥足珍贵的反馈，以及现今的生活环境，我在书中所提出的建议一直在不断地扩展和延伸。

我相信，这个修订本可以更好地教会你如何去区分宝宝饥饿和疲劳状态，也可以更好地教会你如何去建立正确的饮食和休息规范，更可以让你明白如何去满足宝宝的所有需求。这本经过大幅修订的书籍可以让你的育儿过程成为一段快乐和满意的经历，无论是对于你，还是对于你的宝宝而言，皆是如此。

安心宝贝作息规范已在成千上万的家长和宝宝身上发挥了作用，相信对你们也会有同样的效果。

吉娜・福特

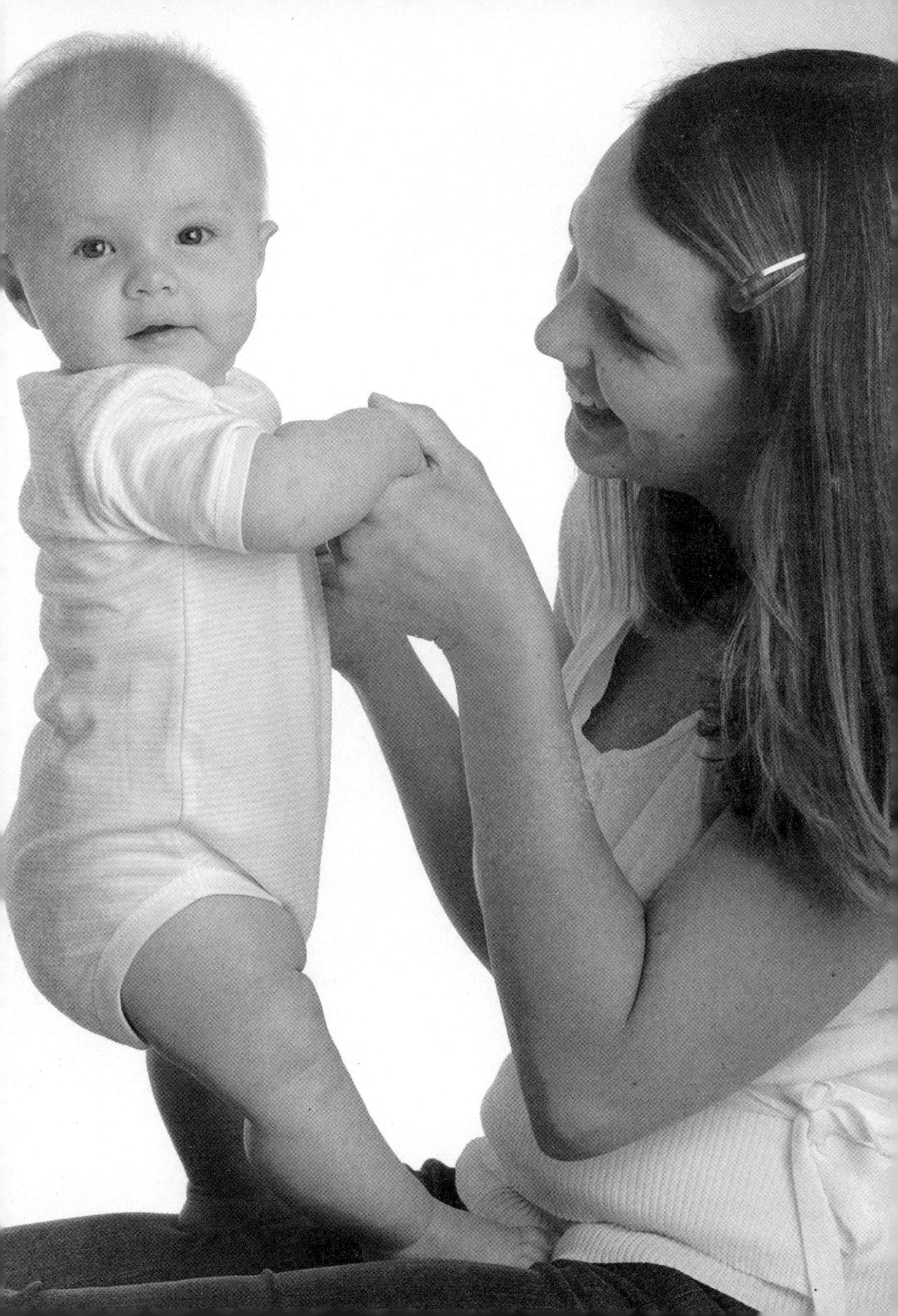

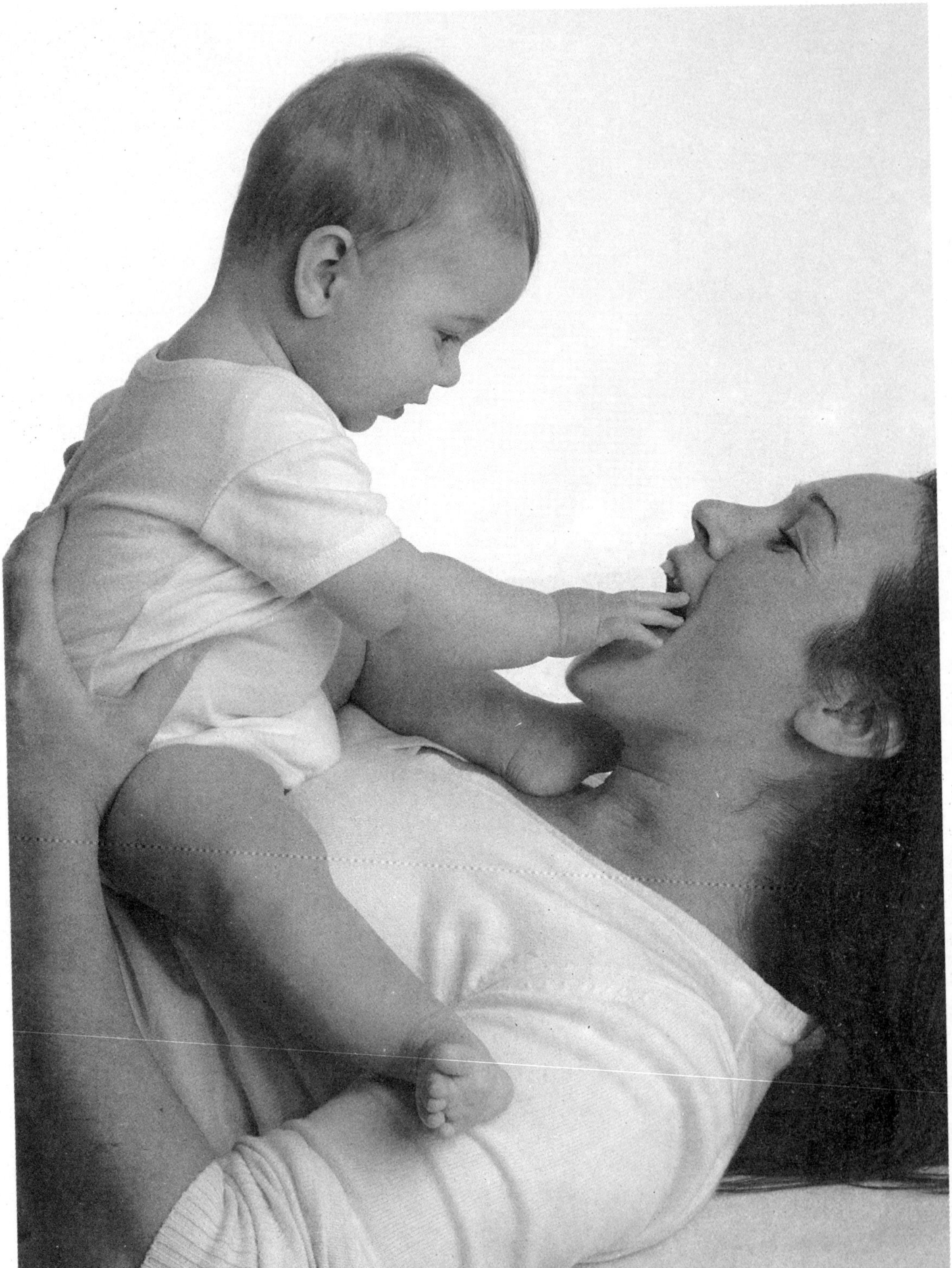

目录 Contents

目录 Contents

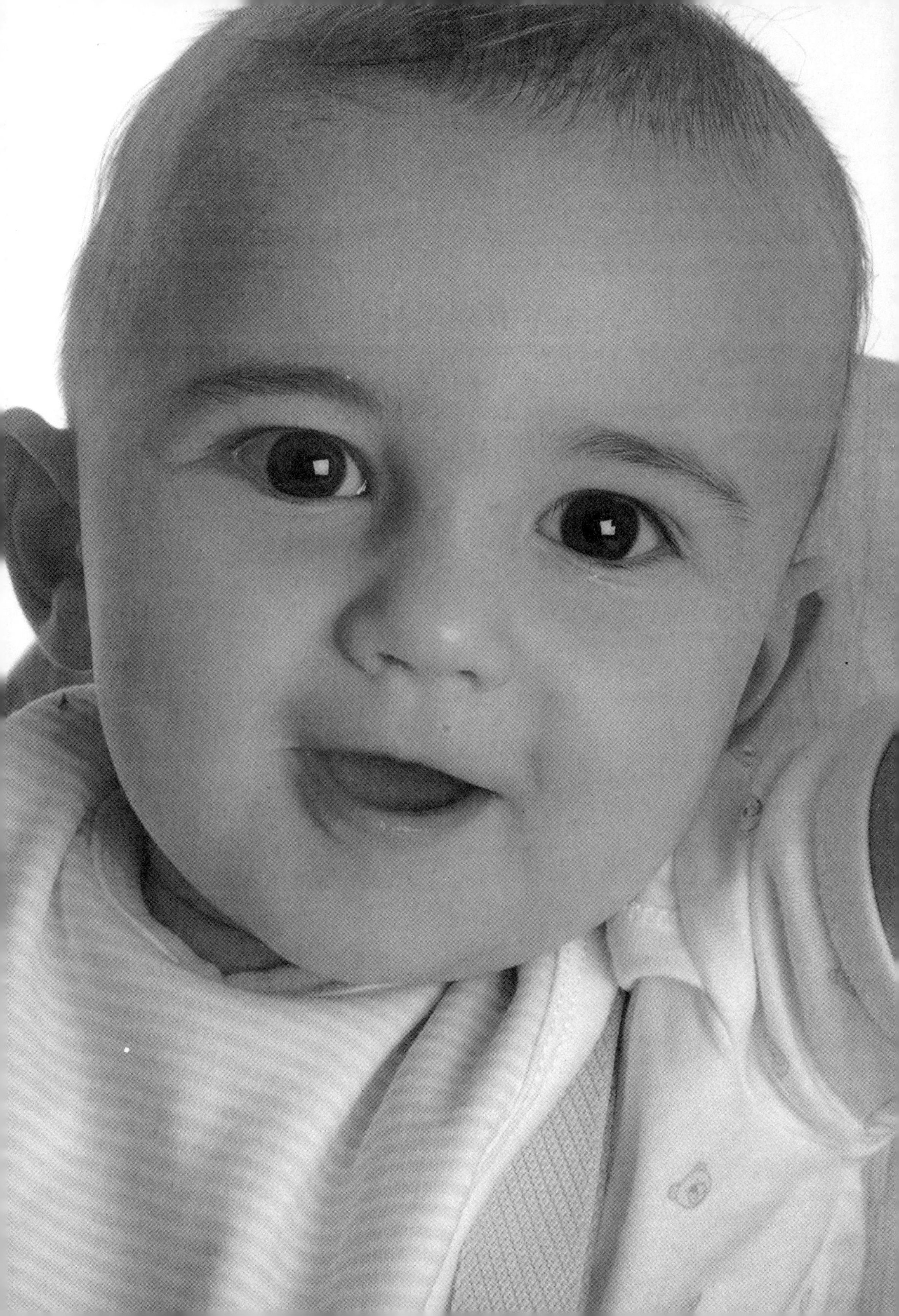

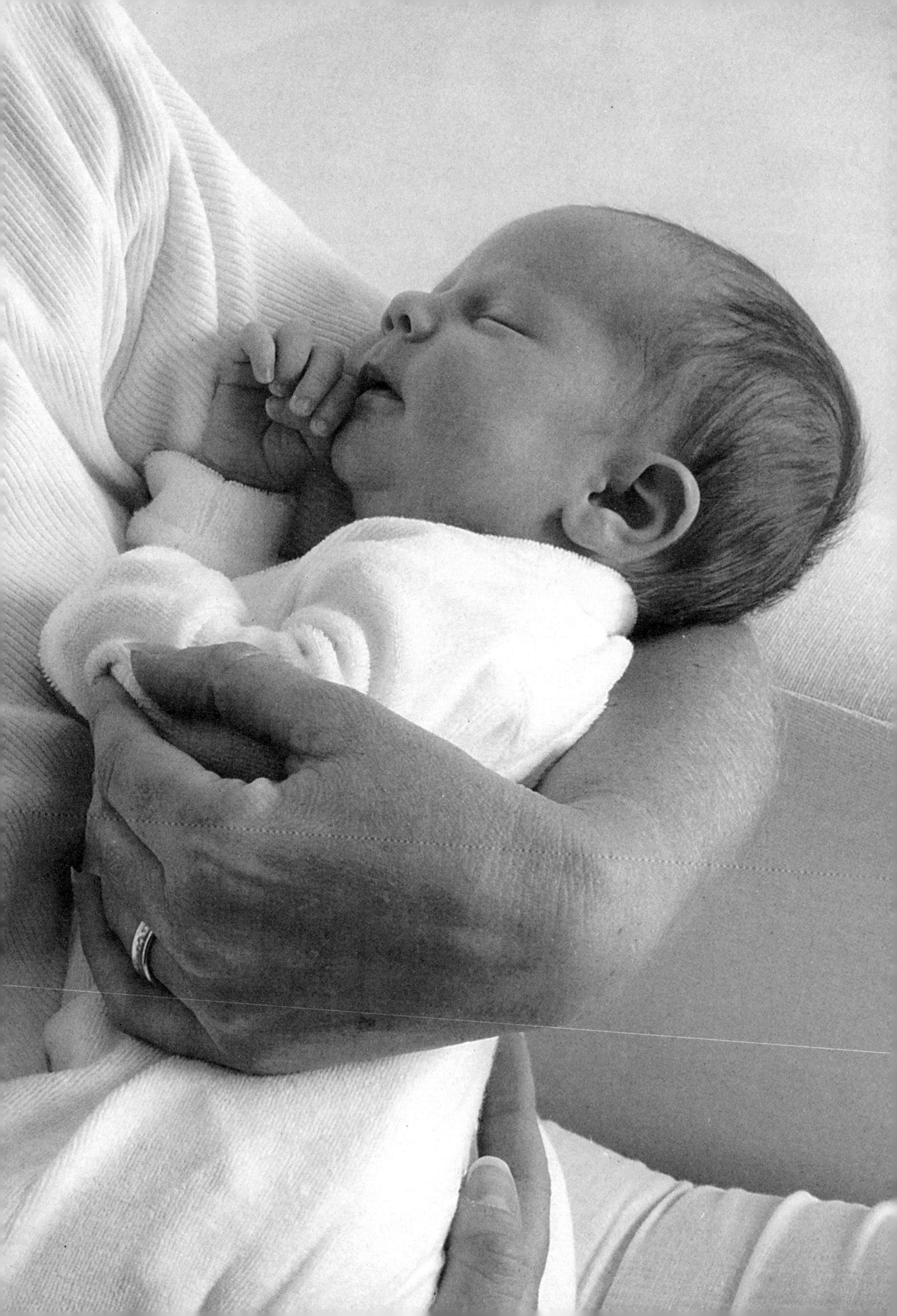

Preparation for the Birth

第1章 宝宝出生之前的准备工作

每当谈起产前准备的时候，跃入人们脑海的第一件事就是产前护理和装点婴儿房。这两件事都是同等重要的。对一个健康的孕妇而言，产前护理至关重要，它可以帮助你为宝宝的出生做好准备工作。同时，装点婴儿房又是一件其乐无穷的事情。很多产前培训班都立足于为产后提供各种建议，它们通常只着重于生产本身，而忽略了很多非常实用的建议。如果让家长尽早掌握一些实用的技巧，就可以为他们节省出大量时间，也可以缓解宝宝出生以后面临的巨大压力。

如果从宝宝出生的那一天开始，你就遵循着我制定的宝宝作息规范，你会非常幸运，拥有一个快乐安心的宝宝。你也可以为自己争取出一定的时间。然而，正如你在我的作息时间安排表看到的那样，你的空闲时间非常有限（但是，请相信我，那些没有遵循一定作息规范的母亲拥有的空闲时间会更少）。在这短短的时间之内，如果你不请人帮忙，就必须自己应付做饭、购物、洗衣等日常琐事。

在宝宝出生之前，如果你已经做到了下面的这些事情，你在产后就可以节省大量时间。

- 婴儿房所需的各种物品全都买齐。婴儿床常常需要一段时间才能到货，而宝宝刚刚出生的时候，让他睡在较大的婴儿床上会有很多好处。

- 把所有需要用的床单、被罩、毛巾都准备好，同时把婴儿床、睡篮和童车准备就绪。把所有需要的东西都放在婴儿房里面，这样当你从医院里回来的时候这些东西都触手可及。

- 储存下列物品：脱脂棉、护肤品、尿布、护臀膏、湿纸巾、沐浴海绵、沐浴刷子、宝贝沐浴露和宝宝洗发水。

- 检查一下所有家用电器，确保它们运行正常。同时，你还要明白消毒器是如何工作的，并且了解如何组装奶瓶。

- 在厨房里面开辟一块地方，用来准备和消毒喂奶器具。如果这个地方正处于橱柜下面那就再好不过了，因为你可以把所有喂奶器具都存放在那里。

- 事先准备好至少可以维持6个星期的肥皂粉、清洁剂以及足够的卫生纸和餐巾纸。

- 事先为丈夫准备一些家里做的健康食品，冷藏在冰箱里面。如果你打算用母乳喂养宝宝，就不要吃那些里面含有大量添加剂和防腐剂的食品。

- 准备一些茶叶、咖啡、饼干等。因为在宝宝出生之后的第一个月里，会有很多客人来访，家里原来的这些东西很快就会用光。

- 为了应对即将到来的生日，你可以购买一些生日礼物和卡片，也可以准备一些感谢卡片，以便当你收到送给宝宝的生日礼物之后，及时寄出这些卡片。

- 把家中以及花园里所有琐碎事务全部处理完，准备迎接宝宝出生以后的各种繁杂劳作。

- 如果你打算用母乳喂养宝宝，必须提前购买挤奶机，这种东西需求量很大。关于如何采购这种东西，可以咨询助产士的意见。

婴儿房

和大多数父母一样，也许你想让宝宝和你睡在同一个房间。目前，来自美国婴儿死亡研究基金会（FSID）和英国卫生部的建议是，在宝宝6个月大之前，应该让他和你睡在同一个房间（85页）。然而，我认为，在你出院时就把婴儿房准备好是很重要的。我总是接到惊慌失措的母亲打来的电话，询问如何才能让一个较大的宝宝在自己的房间里睡觉。如果从宝宝出生那一天就让他睡在自己房间里，就可以避免他因为自己单独睡觉而哭泣和焦虑。相反，在最初几个月里，如果宝宝无论是喂奶、换尿布，还是玩耍和睡眠，都和父母待在一起，当他们需要自己睡在一个黑暗房间里的时候，产生被遗弃的感觉就不足为奇了。

宝宝刚出生的时候，你就应该尽量在婴儿房里给他换尿布、喂奶，或者进行安静的游戏。通过这样的方式，他很快就会喜欢那里，并且把那里看作是一个宁静的乐园。

宝宝很小的时候，特别是当他们过度疲劳或者受到过度刺激的时候，一个安静舒适的房间就显得非常有用。在这样的房间里，他们可以放松下来。如果在宝宝刚出生的日子里，就让他把自己房间当作放松的地方，他在6个月大的时候，就能比较轻松地适应一个人睡。

婴儿房的装饰

实际上父母不必花费大量金钱来装饰宝宝的婴儿房。对于一个房间而言，就算是所有的墙壁、窗户、床单上面都布满了泰迪熊的图案，宝宝也会很快感到枯燥。你可以在墙壁上简单装饰一些彩色饰带，再搭配合适的窗帘，这样，随着宝宝慢慢长大，你可以很轻松地重新布置房间。（还有一种既省钱又有趣的装饰方法，你可以选用儿童专用的墙纸粘贴在墙壁上，墙纸颜色鲜艳，且可以经常更换）

婴儿床

很多育儿书籍都建议，宝宝刚出生的日子里，婴儿床并不是必需品，因为他更愿意睡在睡篮或者小床上。然而，尽管这些东西看起来更实用，并且可以根据需要搬来搬去（85页），我却不认为宝宝更喜欢睡在这些东西里面。因为到了6个月大的时候，他就需要习惯独自睡觉，所以在那之前的时间里，你可以在婴儿车里面垫上一个结实的垫子，把宝宝放在里面睡觉。

正如我曾经说的那样，我更加倾向于从宝宝刚出生那一天起就让他睡在一张较大的婴儿床上。所以我建议你经常把宝宝放在婴儿床上，让他待在那上面。你可以在喂奶之后把他放在床上玩耍或者让他放松。只要你经常这样做，宝宝告别睡篮之后，自己在婴儿房里睡觉时就不会出现问题，至少我很少见过这种现象。

当你选择婴儿床的时候，记住很重要的一点，那就是宝宝将在这张床上睡至少2~3年的时间，因此必须挑选一张足够结实的婴儿床。这张床必须要能承受宝宝在上面又蹦又跳，因为即便是非常小的宝宝也会在床上到处乱动。

建议在选购婴儿床的时候，买床栏杆是平板的款式，而不是圆柱栏杆的那种。因为宝宝把脑袋靠在圆柱栏杆上面的时候，他会感觉非常难受。对于不到1岁的宝宝而言，我不建议在婴儿床上使用缓冲垫，因为宝宝睡觉的时候，这些垫子可能挤压到头部，而身体的热量是通过头部散发出去的，如果将这个散热通道堵塞，就可能使宝宝体温过高。而体温过高正是造成婴儿猝死的因素之一。

在购买婴儿床的时候，还有一些要点需要注意。

- 购买有两三个高度可供调节的婴儿床。

- 婴儿床可操作部分必须简便灵活，并且噪声很小。你可以当场试验几次。

- 婴儿床的空间应该可以让一个2岁的宝宝很舒适地待在里面。

- 所有婴儿床都必须符合相关的安全标准。其栏杆宽度必须在2.5~6厘米之间。当床垫平铺在婴儿床最底端时候，其与床顶端距离不应该超过65厘米。床垫和周围栏杆之间应该留有空隙，空隙宽度不应该超过4厘米。

- 只要经济能力许可，就应该买最好的床垫。之所以这样建议，是因为我曾经发现有一些泡沫床垫在几个月之后中间就会凹下去。我发现能给宝宝提供最佳支撑的床垫是那种“内含天然弹性棉”的类型。所有床垫也都应该符合相关的安全要求。

婴儿床所需的被褥

所有被褥都应该是100%纯棉质地，这样才能和宝宝的睡衣一起来洗。为了避免宝宝出现体温过高或窒息现象，对于那些未满1周岁的宝宝，尽量不要给他盖棉被或者羽绒被。如果你想给婴儿床搭配一个好看的被单，要尽量购买100%纯棉的被单，里面不要含有尼龙填充物。对于那些可以熟练使用缝纫机的父母而言，如果他们自己可以动手制作床上用品，不但可以省下很多钱，还可以用双层的纯棉床单来制作这些床上用品。

给宝宝铺床

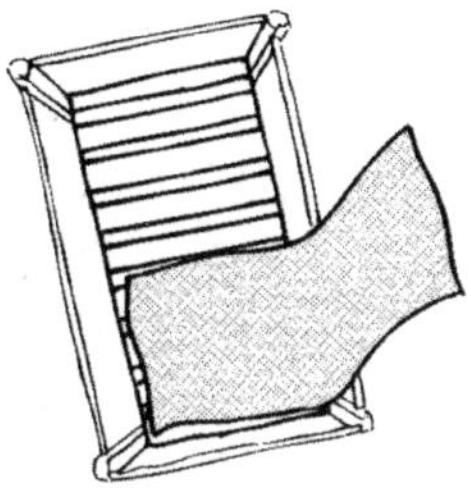

(a) 把床垫搬走，横铺一块被单和毛毯。

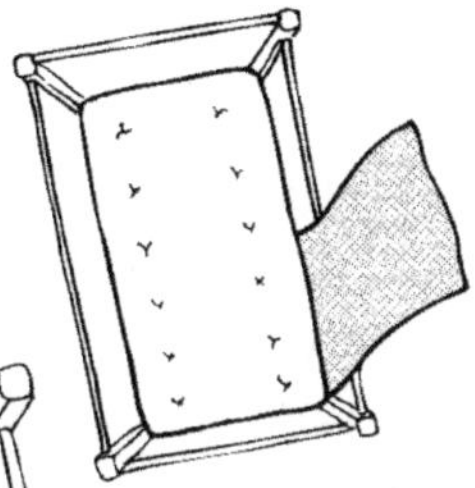

(b) 把床垫放回来，在上面铺着被单和毛毯。

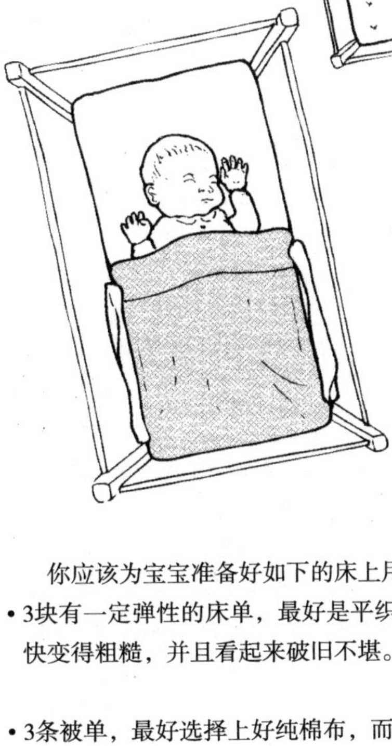

(c) 把被单和毛毯盖在宝宝身上，并且掖在另一侧床垫下面，掖入部分要至少15厘米长。然后把两个卷好的毛巾分别塞在床垫两侧与栏杆之间的缝隙当中。

你应该为宝宝准备好如下的床上用品。

- 3块有一定弹性的床单，最好是平织纯棉布，而不要选择毛巾布。因为后者会很快变得粗糙，并且看起来破旧不堪。

- 3条被单，最好选择上好纯棉布，而非法兰绒。后者脱落的绒毛会堵塞宝宝鼻腔，从而造成呼吸障碍。

- 3条纯棉松软的小毛毯，外加1条羊毛毯，以备在天寒时使用。

• 3条无毛纯棉被单。这些小被单可以在婴儿车以及睡篮中使用。同时，把它们当作褥单也是不错的，你可以把它们横铺在包床单头部那一侧。这样在夜间或者白天休息的时间里，宝宝流口水或者尿布漏出污物的时候，就不必把所有的床单都换掉。

更衣台

最实用的更衣台应该是长方形的，应包括抽屉和一个橱柜。台子表面长度应该足以摆放更换尿布所需要的垫子以及杂物整理盒。抽屉可以用来盛放睡衣、内衣、薄纱布，而橱柜可以用来放置大件物品，比如一包包的尿布。

衣柜

为宝宝的婴儿房量身定制一个衣柜是一项很不错的投资，它可以保障衣服整洁而不出现褶皱。此外，衣柜还可以用来盛放越来越多的各种设备。如果没条件定制一个衣柜，就尽量去买一个独立衣柜。

椅子

无论婴儿房有多小，都需要在里面放一把椅子，这一点很重要。一把舒适结实的椅子是婴儿房里的首选之物。

两人位躺椅是比较合适的选择，这样的椅子既可以用来喂奶，也可以在上面休息。如果婴儿房空间有限，可以选择一把直背椅子。椅子应该足够宽，以便为宝宝的生长留出余地，而且在你喂奶的时候，椅子的扶手可以提供足够支撑。我并不赞成买摇椅，尽管这种椅子经常被作为哺乳专用椅来出售。但是在宝宝的活动能力增强以后，当他想要支撑起来扶着椅子的时候，就会出现危险状况。在宝宝刚出生的时候，你可能想通过摇椅让宝宝入睡，但是这是造成不良睡眠习惯的主要原因之一。

窗帘

窗帘应足够长，并且衬有遮光布。把窗帘用一个凹槽滑轨安装在窗户顶部。最好再搭配一个窗帘盒，窗帘盒也要进行遮光处理。窗帘边缘和窗框之间不能留有空隙，因为即便最微小的一丝光线也足以让宝宝在早上7:00之前醒来。同时也不要使用在横杆上滑动的窗帘，因为光线会从横杆和窗户顶端之间的缝隙射进房间。当宝宝再大一点时，如果早上5:00被太阳或者街灯的光线弄醒，他也许就不愿意再继续睡了。

当关掉房间的灯，窗帘拉上的时候，房间里应该是完全黑暗的。应该达到这样的程度：丈夫站在房间另一侧，你却看不见他。研究结果已经表明，在黑暗环境里大脑中的化学物质会发生变化，为大脑的睡眠做好准备。

地毯

对于选购地毯这一问题，我认为铺满整个房间的大块地毯要比小地毯好一些，因为当你在昏暗的光线中照料宝宝的时候，你可能会被小块的地毯所绊倒。你可以选购一块防污的地毯，不要买颜色太深或者太浅的类型，因为这种地毯会让灰尘看起来更加明显。

照明设施

如果婴儿房里的主要照明灯具还没有装亮度调节开关，你必须安装一个。在宝宝刚出生的日子里，当你安顿他睡觉的时候，把灯光调暗可以作为一个很好的信号。如果你的预算有限，可以买一个直接插在插座上的小夜灯，小夜灯的额定电流应该是13安培。

婴儿用品

睡篮或小床

正如我先前提到的那样，睡篮并不是非常重要。即便是最便宜的睡篮，如果连同支架，加起来也是一笔不小的花销。更何况宝宝6个星期之后就不能在睡篮里面睡觉了。然而，如果你家的房子非常大，或者你要进行一次为期几周的旅行，睡篮可能会有一点用处。但是如果预算有限，最好还是从朋友那里借一个用，把有限的预算花在一个新床垫上。

小床只不过是较大婴儿床的缩小版。当然它要比婴儿睡篮长一些，但是除此之外，就没有更多的实际意义。因为我们现在都是让宝宝躺着睡觉，这样一来狭窄的小床就会带来问题:宝宝会在一个晚上醒来好几次，因为小床太窄，他在平躺的时候无法伸展开胳膊。并且，其双手也可能会被卡在小床的栏杆中间。

无论采用上述哪一种睡眠用具，你都需要下面的床上用品。

- 3条有弹性的纯棉包床单，可以选择质地柔软的平织棉布。

- 6条无毛的棉布被单，既可以用来盖在身上，也可以作为褥子。

- 4条纯棉的透气密织毛毯。

- 12块薄纱布，横铺在睡篮或者小床上面，用来吸收宝宝的尿液。

婴儿车

传统风格的婴儿车非常昂贵，并不适合如今的生活。大多数父母都会发现，小些的婴儿车要实用得多。购买婴儿车的时候，无论其为床式还是坐式，你都必须考虑这样一个事实：根据有关研究，宝宝将在婴儿车上待6个月。同时，你还必须考虑居住位置以及自己的生活方式。举个例子，如果经常开车去购物，你就需要选购一款相对轻便的婴儿车，那样才会便于你从汽车上搬上搬下。现在市场上有很多非常轻的婴儿车，有些婴儿车上装有车蓬和挡板，可以在雨雪或寒冷的天气里为宝宝提供一定遮蔽。

另外还有一种很受欢迎的选择，就是三合一式的婴儿车，在宝宝刚出生的日子里，这种小车可以携带一个小床，在宝宝更大一点的时候，它可以变成坐式手推车。如果你的居住环境非常安静，这将是一个很好的选择，你可以推着宝宝去商店。

第三种选择就是稍微重一点的婴儿车，可以让新出生的宝宝躺在上面，并且一般配有床垫。

如果需要推着婴儿车在户外活动，或者去一些空间狭窄的购物场所（比如超市里的狭窄过道），那么带有可旋转车轮的婴儿车就是最好的选择。相比那些轮轴固定的婴儿车，这种小车可以毫不费力地转弯。

不论选择哪一种类型的婴儿车，你都应该当场把它来回举几次，并且尝试着把它举起来放在一个台子上面，通过这样的方式来验证一下，这种小车是否比较容易放进汽车的后备箱。

选购婴儿车的时候，你应该遵循下面的指导原则。

- 婴儿车上面应该安装有结实的安全带，既有肩部安全带，又有腰部安全带，并且有容易操作的车闸。

- 婴儿车上应该配有车蓬和挡板，以便在寒冷的天气里给宝宝提供遮蔽。

- 在购买婴儿车的时候，应该把所有的配套物品买齐：比如遮阳伞、防雨布、车载睡袋、小枕头、购物篮或者购物袋，等等。这些东西的款式会经常变化，如果等到下一季再买，可能无法与你的婴儿车相搭配。

- 购买的时候，可以尝试推着婴儿车在商场里走一圈，看扶手的高度是否合适，同时观察一下转弯和进门时是否容易操作。

儿童汽车座椅

当你开车把宝宝从医院接回家时，需要儿童汽车座椅。母亲和宝宝出院时，助产士常常会一直陪到她们上车，以确保一切正常。儿童汽车座椅会经常用到，即便是非常短的路程也是这样。坐车的时候千万不要想抱着宝宝，因为在发生撞击和紧急刹车的时候，你不可能把宝宝抱住。如果汽车上面有安全气囊，儿童汽车座椅就不应该安装在前排座位上，除非安全气囊已经过处理，不再会弹出来了。一般来说，最好选择一个在经济承受能力之内的儿童汽车座椅，最好是购买那种有详细安装说明的款式。

购买儿童汽车座椅的时候，需要注意以下事项。

- 购买那种侧翼比较宽大的座椅，以便在汽车侧面受到撞击时能够起到更好的保护作用。

- 儿童汽车座椅要有一套容易操作的安全带，这样当宝宝坐在上面的时候，容易帮他整理衣物。

- 安全带的系扣应该容易开合，但是不能让宝宝轻易打开。

- 要有其他的配套设备，比如头枕或者可更换的座椅外套。

婴儿澡盆

婴儿澡盆也是一件不太重要的东西。就像睡篮一样，随着宝宝慢慢长大，婴儿澡盆很快就装不下他了。宝宝刚出生的时候，在洗脸盆里就可以洗澡，或者在大浴缸里放置一把沐浴椅也可以给他洗澡。现在有很多专门为刚出生的宝宝设计的沐浴椅。这些小椅子有一个斜坡，可以让宝宝躺在上面，妈妈的双手可以解放出来给他洗澡。

如果你还是觉得在一个专用的澡盆当中给宝宝洗澡更为放心，建议买那种可以放在大浴缸里的婴儿澡盆。这种澡盆无论往里添水还是倒水都很容易，不像传统的婴儿澡盆，需要放在一个支架上面，往里面加水或者倒水的时候还需要用一个小水桶。还有一种婴儿澡盆，上面带有一个可供换衣服的小台子。但是我发现这种东西完全不实用，因为当你把宝宝从澡盆里抱出来的时候，必须先操作一下澡盆的盖子，把澡盆的盖子展开放在澡盆上端，才可以在台子上面给宝宝换衣服，擦身子。而澡盆的盖子两倍于那个小台子。整个操作过程非常烦琐。并且当想把澡盆里的水倒出来的时候，也会很困难。我发现常常需要把澡盆一端抬起来才能把水倒掉，但是这样常常把澡盆下面存放的各种东西倒了一地。此外,这种澡盆（更衣台）非常昂贵，我不建议购买。

更衣垫

有必要买两个更衣垫。最好购买那种容易清洗、两边加厚的塑料更衣垫。在宝宝刚出生的日子里，你最好在更衣垫上面铺一条毛巾，因为非常小的宝宝不喜欢任何冷冰冰的东西。

儿童监视器

这是一个很重要的设备，在购买的时候不要掉以轻心。儿童监视器通常有两种类型——插入式和移动式。我建议购买移动式儿童监视器，因为你可以自由地搬动它，甚至可以拿到浴室，并且不需要插电。越来越多的科学研究表明，数字监视器要比移动式监视器有更大的微波辐射。鉴于此，我建议你购买一种使用模拟信号的监视器。

在选购儿童监视器的时候，要注意下列事项。

- 监视器上面既要有监听功能，也要有显示屏，这样即便是把声音开小，也可以监视到宝宝的情况。
- 监视器是使用电波频段来工作的，所以要选择一个有两个工作频率的监视器，这样一旦受到电波干扰，可以调换一下频率。
- 可充电的监视器价格比较贵一些，但是从长期来看要比购买电池划算得多。
- 监视器上面应该有电量提示和工作状态指示灯。

婴儿背带

有些父母对于婴儿背带非常依赖，用它背着宝宝到处走。我从来没有用过，因为我发现背着宝宝四处走会让我的背部感到疲劳。对于非常小的宝宝而言，一旦你让他贴在自己的胸膛上，宝宝会很容易睡着。这样就完全违背了我的作息规范的初衷——在白天，有的时候要让宝宝保持清醒的状态，让他对睡眠建立正确的联想。我认为，当宝宝长大一些的时候，如果父母想要带着他，婴儿背带会很有用，尤其是宝宝可以脸朝前的时候。

如果你觉得可能会用得上婴儿背带，下面列出了购买时的注意事项。

- 婴儿背带必须拥有安全性很强的锁扣，这样才能够确保它不会突然松开。
- 婴儿背带必须能够给宝宝的头部和颈部提供足够的支撑，有些背带搭配了可以拆卸的靠枕，以便为非常小的宝宝提供额外的支撑。
- 婴儿背带必须由结实、可换洗的纺织材料制成，并且有比较舒适的肩带。

- 在购买的时候，建议在商场里把婴儿背带套在身上试一下，并且把宝宝背上去体验一下，因为一种型号未必能够适合所有的宝宝。

宝宝椅

很多父母会直接把儿童汽车座椅放在家里，白天的时候给宝宝坐。但是如果有足够的预算，你可以买一张专用宝宝椅，这样就不需要把仅有的一把椅子搬来搬去。

宝宝椅有很多不同的类型。有些材质较硬的宝宝椅带有可以调节坐姿的装置，这种椅子的底座可以稳稳地放在地上，也可以调节成晃动模式。

另外一种宝宝椅就是我们常说的“弹力躺椅”。这种躺椅由很轻的支架上面覆盖纺织材料构成，当宝宝活动的时候，椅子就会来回摇动。我发现超过 2 个月大的宝宝非常喜欢这种躺椅，但是这种躺椅也会让太小的宝宝没有安全感。所以无论选购哪一种躺椅，首先必须确保它可以牢牢地把宝宝固定在上面，并且即便是这样，你也不能把宝宝一个人留在躺椅上无人看管。当宝宝坐在椅子里的时候，你要把它放在地板上，而不是连人带椅子放在一张桌子或者其他有高度的台子上面。因为当宝宝扭动的时候，很容易让躺椅慢慢地挪到这些地方的边缘，可能掉下来。

下面是详细的宝宝椅采购原则。

- 宝宝椅的支架和底座必须牢固稳定，并且搭配结实的安全皮带。
- 选择一种外罩比较容易更换清洗的宝宝椅。
- 对于非常小的宝宝，可以配套购买一个头枕。

婴儿围栏

很多专家对婴儿围栏不屑一顾，他们认为，婴儿围栏会抑制宝宝乐于探索的天性。我个人的观点是，尽管宝宝绝不应长时间留在婴儿围栏中;但是当你准备午餐，或者去开门的时候，婴儿围栏可以保证宝宝的安全。如果你决定使用婴儿围栏，我建议在宝宝小时候就让他习惯它。旅行婴儿床可以当成婴儿围栏来用，但是如果有足够的空间，还是建议采用木质围栏，这种围栏要宽阔一些，可以让宝宝扶着站起来，在围栏里面走来走去。不论选择哪一种围栏，放置围栏的地方一定要远离危险物，比如电暖气、窗帘、电线，等等。绝对不要用绳索绑住两边的围栏，并且在上面悬挂玩具，那样，如果宝宝被缠绕住，将会发生致命的危险。

在购买婴儿围栏的时候，应该注意以下几点。

- 要确保婴儿围栏有一个固定底板，这样不会被宝宝移动。

- 要确保婴儿围栏的配件中不含有锋利的金属铰链或者挂钩，这些东西可能会对宝宝造成伤害。

- 如果选择的是网状围栏，或是旅行婴儿床，要事先确定那些网格足够结实，这样宝宝才不会把小玩具塞进格子里面，从而把那些网格撑大。这些网格被撑大到一定程度，就可能把宝宝的手或手指卡住。

母乳喂养所需设备

哺乳专用胸罩

这种胸罩带有特制的罩杯，上面安装有挂钩或者拉链，可以轻松解开，给宝宝喂奶。无论选择哪种款式的胸罩，都必须适合你的胸部。最好选用纯棉材质的哺乳专用胸罩，那样穿着起来较为舒适。胸罩的肩带应该可以较大幅度调整，有助于支撑起胸部。罩杯不要对乳头造成压迫，否则会导致乳腺管堵塞。我建议在宝宝出生之前先买两副胸罩，在产后开始分泌乳汁之后，如果觉得很舒适，可以再买这个牌子，否则就另作考虑。

乳垫

在宝宝刚出生的那一段日子，你会用到大量乳垫，因为每次给宝宝喂奶你都需要更换。很多妈妈喜欢用圆形乳垫，因为它的形状符合胸部的自然轮廓。你也许想尝试不同品牌的乳垫，其实，比较贵的乳垫其吸水性通常比较强，从长远来看更为划算。

哺乳专用枕头

这种枕头在妈妈哺乳时垫在腰部，让宝宝吃奶时处于合适的高度。当宝宝再大一些，开始学着自己坐起来的时候，这种枕头还可以支撑宝宝坐着。如果你打算购买哺乳枕，要确保它带有可以拆卸清洗的外套。

乳头专用药膏和喷剂

这些物品用于乳房护理，主要是用来缓解哺乳不当所造成的疼痛。这种疼痛主要是哺乳时宝宝的位置不正确造成的。如果你在哺乳前后感到乳头疼痛，需要用到药膏和喷剂，应该事先咨询卫生随访员或者哺乳顾问的意见。在哺乳期间不要使用药膏或肥皂。每天用清水洗两次乳房，每次哺乳之后，用一点乳汁涂在乳头上，使其自然风干即可。

电动吸奶器

我很确信，大多数咨询过我的母亲都成功地进行了母乳喂养，原因就是我鼓励她们使用电动吸奶器。在宝宝刚出生的那段日子，当你的乳汁分泌超过宝宝实际所需（尤其是早上起床）的时候，你可以用一种大吸力的电动吸奶器把奶水挤出来。这些奶水可以储存在冰箱或者冰柜里。在白天，当你感到非常疲惫，乳汁分泌不足的时候，可以用储存的奶水给宝宝喂奶。我相信，很多宝宝在晚上洗完澡之后，还是不愿意安静下来，也不愿意睡觉；其中一个主要原因就是，妈妈因一天的疲惫导致母乳分泌不足，晚上那一餐宝宝没有吃好。如果你决定母乳喂养，很快为宝宝建立规范的进餐习惯，一台电动吸奶器是必备品。不要在别人的劝说下购买手动吸奶器，这种吸奶器效率极低，以至于很多母亲最后就根本挤不出奶了。

冷冻袋

采集的奶水储存在冰箱里，可以保存24小时不变质；如果冷冻起来，可以保鲜1个月。这种冷冻袋经过特殊设计和提前消毒，可以在药店或者大商场的婴儿用品柜台买到。

奶瓶

即便装的是母乳，很多哺乳顾问还是反对用奶瓶来喂宝宝。她们声称，奶瓶会让宝宝对乳头和奶瓶产生混淆，使其不愿意在母亲乳房上吃奶，这又会导致母乳分泌不足，最终导致母亲彻底放弃母乳喂养。我认为，大多数母亲之所以放弃母乳喂养，是因为她们使用按需喂养的方法进行哺乳，一个晚上起来好多次，让她们筋疲力尽。我建议，从宝宝出生第1周起，每天给他喝一瓶挤出的奶水。如果要给宝宝使用奶瓶，最迟不能晚于出生之后第4周。晚上用奶瓶给宝宝喂奶的时候，可以由母亲之外的其他人来进行，这样母亲可以睡上几个小时，让她更好地进行母乳喂养。我从来没有遇到过宝宝拒绝在母亲乳房下吃奶，或者把母亲的乳头和奶嘴混淆起来的情况。但是，如果在宝宝刚出生的日子里，每天用奶瓶喂奶的次数超过了一次，这样的情况就可能会发生。使用奶瓶喂奶，还有一些好处：首先让你的时间安排更具弹性；其次，对于那些喝母乳的宝宝而言，不会产生突然使用奶瓶而带来的一系列问题；再次，这给宝宝的爸爸提供了一个绝好的机会，让他也参与进来。

市场上可以买到很多种类的奶瓶，每一种都说自己是最好的。从我的经验出发，通常会推荐宽瓶口的款式，因为这种奶瓶比较容易清洗，也比较容易往里面填装奶水。你也可以购买那些不含有双酚A（BPA）的奶瓶，因为有些科学家认为，很多透明塑料奶瓶都含有这种物质，而这种物质可能会渗入到奶水当中。

我建议，在开始使用奶瓶的时候，你可以选用新生儿奶嘴，这种奶嘴流速较慢，宝宝会用力吮吸，就像在母亲乳房下吃奶一样。然而，采用流速过慢的奶嘴，也会导致胀气之类的问题；所以，你可以先采用新生儿奶嘴，当宝宝吃奶显得很费力的时候，可以给他换一个流速较快的奶嘴。这种情况最早发生在宝宝出生后第3周左右，但是通常发生在宝宝8周大的时候。如果你想了解给器具消毒的相关信息，可以参照下面章节的内容。

奶瓶喂养所需设备

奶瓶

基于上述原因，我强烈建议各位妈妈购买上面提及的宽瓶口奶瓶。如果奶瓶是唯一的喂养方式，你要把宝宝肠绞痛或胀气的风险降到最低程度，这一点非常重要。当家长因为宝宝肠绞痛打电话向我求助的时候，我只要让他们把奶瓶换成宽瓶口的，情况就会立刻好转。硅胶奶嘴具有一定弹性，与母亲乳头的触感相近，宝宝会像吮吸母亲乳头一样吮吸奶嘴。你也可以在这种宽瓶口奶瓶上加装一个吸嘴和一个把手，用来摄入奶水之外的其他食物。建议在开始使用奶瓶喂奶的时候，准备5个200毫升的奶瓶和3个120毫升的奶瓶。

奶嘴

大多数奶瓶上配备的都是小流量奶嘴，这主要是为了满足新生儿的需要。我发现，到第8周的时候，大多数宝宝使用中等流量奶嘴的效果要更好一些。所以在宝宝出生时，有必要储备几个中等流量的奶嘴。

奶瓶刷

恰当而彻底地清洗奶瓶是至关重要的环节。要尽量选用带有长塑料柄的奶瓶刷，只有这种刷子在清洗奶瓶内部的时候才能使得上力。

奶嘴刷

大多数母亲都会发现，清洗奶嘴最快捷的方法就是用食指清洗。然而，如果你的指甲很长，就有必要买一把奶嘴刷。虽然这种刷子会对奶嘴上面的吸孔造成损害，让你更加频繁地更换奶嘴，但是这依然是必要的工具。或许短指甲才是解决这个问题的正解。

清洗奶瓶所用的小盆

如果所有奶瓶同时清洗和消毒，组装和使用起来就会更加轻松。在给奶瓶和奶嘴消毒之前，你需要有一个地方放置这些清洗过的奶瓶和奶嘴，一个不锈钢或者塑料材质的小盆就可以解决这个问题，当然如果再配一个盖子就更好了。

消毒器

不论是母乳喂养，还是用奶瓶喂养，有一点非常关键，那就是所有奶瓶以及吸奶器都应该正确消毒。有三种消毒方式：第一，把这些器具放在一个大锅中用沸水煮10分钟；第二，把这些器具放在消毒液中浸泡2小时，然后用开水冲洗干净；第三，使用电动蒸汽消毒器消毒。从我的经验看来，最简单、快捷、有效的方法就是用电动蒸汽消毒器消毒。这样的设备是物有所值的。有一点值得注意，不要去买那种使用微波炉消毒的消毒器，这种消毒器只能装下很少几个奶瓶，当你需要用微波炉加热其他食物的时候，你就需要把消毒器拿出来，这是一件很麻烦的事情。

电热水壶

给宝宝冲奶粉时电热水壶非常关键，因此选用的电热水壶一定要效率高，容量要足够大。如果因为个人原因，从一开始就决定用奶瓶来喂养宝宝，在第一年里，你要花大量时间来冲奶粉。（78页）正因为如此，或许你应该考虑买两个电热水壶。给宝宝冲奶粉的水应该是新烧开的，在冲奶粉之前，要把烧开的水先冷却。如果正在冷却开水的时候，有人想要泡茶，又把水加热了一遍，你就需要把所有环节都重来一遍。这样的情况可能会令你抓狂，因此，买一个新的电热水壶，专门给宝宝冲奶粉，是一笔必要的投资。如果你家里将要出生的是一对双胞胎，这一点就更加关键。

奶瓶保温器

这是一种特制的热水瓶，专门用来给奶瓶保温。你带着宝宝旅行或者晚上给他进餐时需要快速冲奶粉，奶瓶保温器就显得非常有用。在购买奶瓶保温器的时候，建议购买一个很小的三格塑料容器。每个格子可以盛放不同分量的奶粉，以备三餐之用。这样在你需要外出几天，或者需要夜里给宝宝冲奶粉的时候，就不需要再把奶粉罐拿出来了。

宝宝所需衣物

商店里出售的婴儿衣服既惹人喜爱，又令人眼花缭乱，尽管给宝宝选购衣服的过程令你乐在其中，我还是要奉劝一句，购买这种特殊商品的时候务必小心谨慎。

满月后，很多宝宝就穿不上最小号的衣服了，除非他们出生时个头就很小。备足衣服，以备更换，这一点很重要。但是如果你买得太多，最后可能大多数衣服宝宝从来就没穿过。在第一年内，宝宝的衣柜至少会更新三次，即使你一直买比较便宜的衣服，也会是一笔很大的开销。我的建议是，在宝宝还没有出生之前，先买一些必备衣物即可。在他出生以后，你会收到很多亲戚朋友作为礼物送来的衣服，而且在第一年里你还有很多机会去给宝宝买衣服。

给宝宝购买第一个月的衣服的时候，不要去买那些颜色鲜艳的内衣或者睡衣。

新生儿的进餐和排泄都会造成很多污渍，而这些污渍在60℃以下无法洗掉。如果颜色鲜艳的衣服总是在这个温度下清洗，它们很快就会褪色。因此，最好买一些白色的衣服，颜色鲜艳的衣服可以当外套来穿。总体而言，在宝宝出生后第一个月里，尽量给他穿得简单一些。在刚出生的那段日子里，尽量给宝宝穿白色内衣以及白色婴儿服。这样你可以把所有的衣服都一起洗，会让你轻松得多。如果可能，可以买一台甩干机，这项投资是物有所值的。这也就意味着，当你从甩干机里把衣服拿出来的时候，不需要担心熨烫方面的问题。

下面列出了最初几个月里你需要考虑的宝宝必备衣物。在宝宝出生以前，建议不要撕掉衣服上面的商标，也不要丢弃包装。这样，在宝宝出生以后，如果衣服或大或小，都可以拿去商场更换。

内衣	6~8套	袜子	2~3套
睡衣	4~6套	帽子	2套
白天外套	4~6套	连指手套	2套
毛衫	2~3套	包巾	3套
防雪服	1套	夹克	1套

内衣

通常而言，除了特别炎热的天气，无论冬夏宝宝都应该穿着内衣。最合适的内衣料子是100%的纯棉。如果你想让漂亮的婴儿套装在热水洗过多次以后依然能够鲜艳如新，就应该买纯白色或者上面带有一些暗色花纹的套装。最适合的款式应该是连体衣，这种衣服和裤子连为一体，带有短袖，领口像信封一样，穿、脱起来很容易。

睡衣

最常见的睡衣款式是那种连体的衣服或者婴儿服。这种衣服很保暖，清洗起来也节省时间。但是如果你给宝宝穿这种衣服，换尿布的时候，就会非常费劲。正是因为这种原因，有些母亲更钟情于婴儿睡衣。因为睡衣要和内衣一起穿，所以最好也选择100%纯棉的料子，款式越简单越好。不要买那种脖子周围需要系带子的睡衣，如果睡衣的屁股部位有带子，就把带子取掉，因为这些带子有可能会缠绕在宝宝的脚上。

白天穿的衣服

在宝宝刚出生的几个月，最好给宝宝穿婴儿服。婴儿衣服通常是一包两三件。如果可能，尽量购买纯棉料的衣服。选择可以在背部或者大腿内侧解开的款式，这样在给宝宝换尿布的时候，就不用把他的衣服都脱下来。有一种粗棉布料子衣服，可以把宝宝的脚露出来，可以搭配着T恤衫来穿，这种衣服也非常不错。当宝宝长大一点，这种衣服还可以穿；宝宝把污渍弄到上衣上面的时候，你可以随时更换。对非常小的宝宝，可以买几件丝绒料的衣服，而不要买太硬的棉布料子或者牛仔布的衣服。

毛衣

如果宝宝是夏天出生的，准备两件毛衣就可以了，最好选择纯棉料子的。如果宝宝在冬天出生，就至少要准备三件毛衣，最好选择羊毛料的。只要贴身衣服是纯棉的，就不会引起不舒适的反应，当然款式越简单越好。

袜子

对于新出生的宝宝而言，简单的纯棉袜或者羊毛袜最实用。尽量不要去买那些花哨的缀有带子的款式。在这个时候，不要给他穿鞋，无论那些鞋子有多么可爱，都不要去买，因为这些鞋子可能会伤害宝宝柔软的骨骼。

帽子

夏天的时候，要给宝宝买一顶纯棉的带帽沿的帽子，可以保护他的头部和面部不被晒到。帽檐最好可以遮到宝宝的后脑勺。在春秋两季比较凉的日子里，应该给他戴上纯棉的帽子，这样才足够保暖。在冬天或非常寒冷的日子里，建议给宝宝戴一顶羊毛帽子。很多这样的帽子里面都衬有一层棉布，如果没有，可以在羊毛帽子下面再戴一顶棉布帽，以保护宝宝敏感的皮肤。

手套

宝宝通常不喜欢他们的手被包起来，因为他们要用双手到处去触摸、感觉、探索周围的东西。但是，如果宝宝的指甲很尖，或者很容易抓伤自己，你就需要给他戴上专门的棉手套来保护他的双手。在非常冷的天气里，要给宝宝戴上羊毛手套。需要再次强调的是，如果宝宝皮肤很敏感，在羊毛手套里面，要给他戴上一双纯棉手套。

婴儿包巾

我相信，在宝宝刚出生那几周，如果把他们包裹起来，他们会睡得更好一些。无论用毛毯还是包巾包裹宝宝，你都要选择一块质量较轻、又有一点弹性的纯棉包巾。为了避免宝宝过热，包裹一层就可以了。在他睡觉时，你可以把婴儿床里面的毛毯少包几层。然而到了第6周，在你抱着他的时候，应该让他适应半包襁褓的感觉。在2~4个月时，婴儿猝死率最高，温度过高则被专家认为是造成婴儿猝死象的主要原因。你要经常检查宝宝的襁褓，确保没有包裹得太厚，同时让室温维持在16~20℃，这正是婴儿死亡研究基金会所建议的温度。

【怎样包裹宝宝】

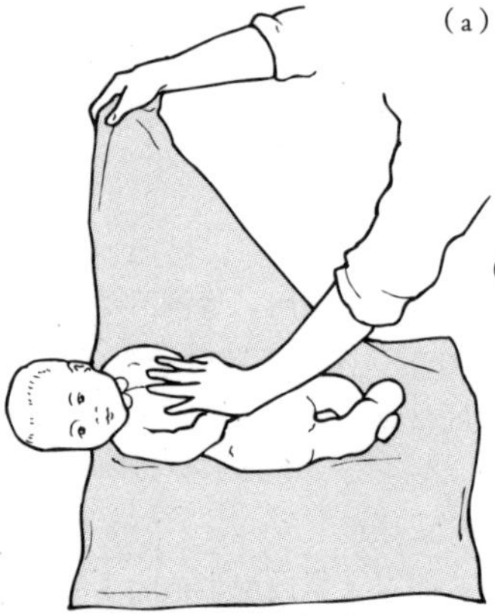

（a）把宝宝放在一块包巾上面，牵起包巾的一边，使其与宝宝的后脑齐平。

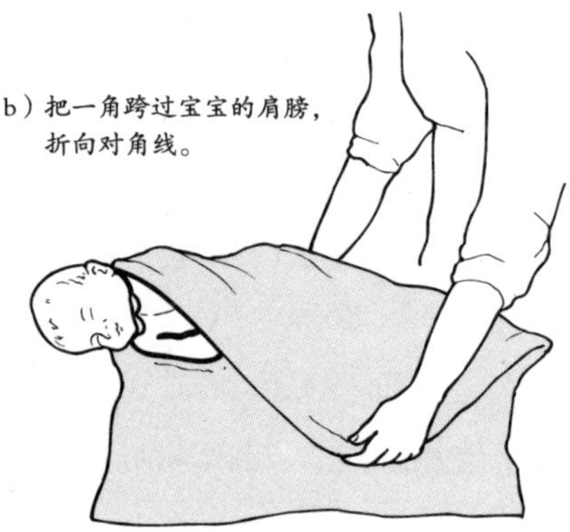

（b）把一角跨过宝宝的肩膀，折向对角线。

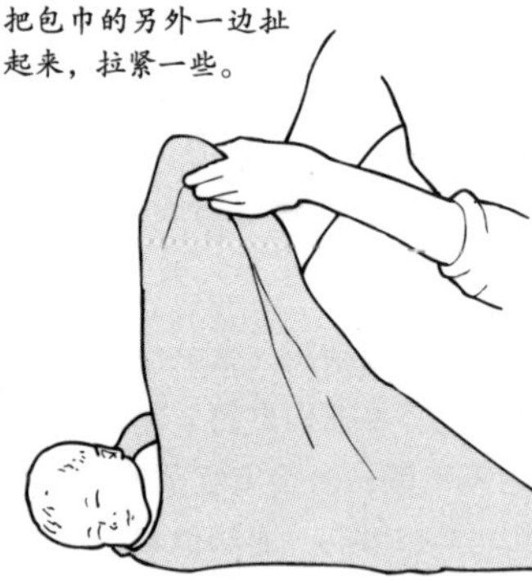

（c）把包巾的另外一边扯起来，拉紧一些。

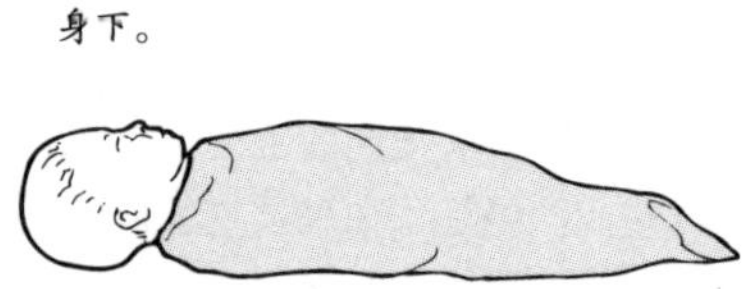

（d）把宝宝抬起来一点，把折过来这一角掖在他的身下。

防雪服

给宝宝挑选防雪服的时候，一般买大两号的，给他的成长发育留出足够空间。尽量不要选择帽子上带着一圈皮革或者带有拴扣的花哨款式，要选择料子柔软且比较容易换洗的帽子。对于很小的宝宝，带按扣的防雪服比带拉链的好一些，因为拉链有时可能会卡住他的下巴。

夹克衫

无论宝宝出生在哪个季节,一件较轻的夹克衫都大有用处。在夏天较凉的日子,以及冬天不是很冷的日子,都可以把夹克拿来穿。因为它要和防雪服一起穿,要尽量给宝宝选购样式简单、容易换洗的夹克衫。

宝宝衣物的洗涤

在宝宝衣服上面支出不菲的花销后,有必要花费心思好好料理这些衣服。因为宝宝长得太快,很多衣服很快就穿不上了。所以,只有把这些衣服裤子好好清洗,才可以把他穿不上的衣服留给其他宝宝接着穿。

下列的原则可以把宝宝的衣服维持在最佳状态。

- 不同颜色的衣服要分开来洗。
- 在洗涤被褥、薄纱布、围兜的时候,要在非常热的水里面洗,才能把牛奶等污渍滋生的细菌杀死,并且除掉其中的尘螨,尘螨常常会导致宝宝皮肤过敏。
- 每次洗涤的衣物不要超过洗衣机容量的2/3,确保所有的衣服都被水淹没。
- 衣服上面的污渍在洗涤之前应该先行处理一下。

白色衣服:60~90℃

任何白色的脏衣服在清洗之前,都应该在冷洗精当中浸泡一夜,然后在60℃温水中清洗。所有的衣服都应该是100%纯棉的。最开始的几次,要把带有花边的围兜或者毛巾分开来清洗,看看它们是否会褪色。床单、薄纱布、围兜、袜子、白色连体睡衣、短休衣等,只要不是很脏,都可以放在60℃的温水里面洗涤。如果没有用洗衣液浸泡,又特别脏,这些衣服应该在90℃的高温中洗涤。毛巾和面巾应该和其他衣服分开洗涤脱水,以免它们起球弄脏其他衣服。

浅色衣服:40℃

大部分白天穿的衣服,只要在洗衣机的毛料或者轻洗两档洗一下就可以了。沾有污渍的衣物需要先在洗衣液的冷水溶液当中浸泡一夜,然后用水漂洗一遍,再放进洗衣机洗涤。

深色衣服：30℃或者手洗

任何深色外套都必须和浅色衣服分开来洗，即便它们不会褪色；把两种衣服混在一起洗也会在浅色衣服上面留下灰色的印记。所有带污渍的衣服在洗之前，都应该用洗衣粉浸泡一夜。

毛衣或者精料衣物：手洗

对于这种衣服，即便衣服标签上写着“机洗”字样，最好还是手洗。洗这些衣服的时候，用温的水加上少量的肥皂（婴儿洗衣粉），在水中轻轻搓洗，不要使劲拧这些衣服，也不要把精料衣物挂着晾干。

在冷水当中把这些衣服彻底地漂洗一遍，把里面的水轻轻拧干；然后用一块干净、干燥的白毛巾把衣服卷起来，放几个小时。最后，轻轻地把衣服按照原样展开，或者平放着晾干，或者放在晾衣板上晾干。绝对不要把毛料衣服挂着晾干，那样衣服会变形。

烘干机的使用

毛巾、围兜、床单和毛毯都可以烘干，但是纯棉床单应该自然晾干，这样让它有一点湿度，熨烫起来比较轻松，也容易熨得平整。毛巾和衣服不要放在一起烘干，因为它会产生泡沫。衣服从烘干机拿出来后，要尽快叠好，以避免起皱。同时，也要确保所有衣物都已经烘干了。

灯芯绒与深色衣服

为了避免衣服出现褪色和暗影现象，这些衣服应该放在烘干机中用冷空气烘干，时间不要超过15分钟。然后把衣服展开，用衣架挂起来晾干。这样衣服就不需要再熨烫一遍了。

衣物的熨烫

被单等物品应该在略微潮湿的状态下熨烫，使其平整光滑。在熨烫浅色的衣服时，先用喷壶喷上一点水，然后熨烫。而深色的衣服，应该从衣服的里子熨烫，并且把熨斗的温度调至低温。在熨烫睡衣的时候，应该在上面垫上一层棉纱。同时，要把所有的标签都熨平。

Why Follow a Routine

第2章 作息规范有何必要

从我最初写下“有何必要”四个字算起，很多年已经过去了，我还是没有听说这四个字所引起的任何争议。但是，在多年以后的今天，我要在这里解释一下为什么我认为作息规范很重要。我必须强调一点，从写作第一本书开始，我的观点就没有发生丝毫的变化。我个人认为，遵循一定的作息规范，可以让宝宝茁壮成长，让他们更加快乐。但是同时，我又非常确定地意识到，遵循一定的作息规范并不是所有家长的选择，我也尊重这样的现实。

现在已经有了很多关于“宝宝主导”育儿过程的建议。因此，我书中的建议是针对这样一些家长：他们相信宝宝如果遵循一定的作息规范，会更快乐一些。我这样假设，你之所以读这本书，是因为你的生活已经有了一定的结构性。你也相信，如果遵循一定的作息规范，可以更好地照料宝宝。如果情况果真如此，我可以向你保证，遵循这样的作息规范，对你和宝宝都有益处。世界各地成千上万的家长都已经成功地遵循了这些作息规范。作为一个家长，要判断什么对宝宝最有效果，就应该相信你的直觉。敬请使用书中的这些作息规范和建议，可以让你们成为合格的父母。

安心宝贝的作息规范为何不同

在这么多年的工作当中，作为一名产科护理员，我读过数百本关于儿童护理的书籍。同时我也拥有最为得天独厚的优势，在我的工作中，我曾经与世界各地的超过300个家庭打过交道。正是因为这些家长和他们漂亮宝宝的存在，我才能够与你们分享这么多自己的心得体会。我希望这些心得体会可以帮你们克服在养育宝宝的过程当中所遇到的常见困难。

作为一名产科护理员，我会在宝宝出生后几天就到他们家里。每天7小时，与他们一起度过3~5天，有时候会和他们一起待上几周到6个月不等的时间。尽管媒体大肆渲染，说我的客户非富即贵，其实我可以确定地告诉你，我所帮助的大多数家庭不是这样的。他们也需要出门找医生看病，也需要找人来帮助处理丧事，也需要别人来帮着应对一些个人状况。

可是，无论是住在拥有多间卧室的大房子，还是住在只有1间卧室的公寓；无论是摇滚巨星、电影明星，还是一个奋力拼搏的小演员；无论是高调的银行家，还是普通的教师；有一点他们是一样的——他们都希望宝宝快乐健康，无论他们自己过着怎样的生活，他们都在想方设法满足宝宝的所有需求。

在那个时候，重要的儿童护理书籍都赞同以宝宝主导的育儿方式，并且认为让宝宝去适应固定的作息规范是不可能的。其暗含的意思就是，如果父母想要让他们的宝宝适应一定的作息规范，会让宝宝的健康受到严重损害。

在我的第一本书当中，我曾经说过，我花了很多年时间去教家长如何让宝宝适应作息规范。这些作息规范让他们新生的宝宝成为一个快乐茁壮并且安逸的宝宝。由此，我只能这样认为，那些书籍的作者在工作中并没有接触到足够多的宝宝，也就无从知道这是可能的。通过读者的良好口碑，《育儿圣经》成为畅销书，这足以证明我在1999年第一版当中所说的话是正确的。

那些完完整整读过我的书，看过书中建议和作息规范的家长，都可以证明CLB（安心宝贝）的作息规范的的确确是有作用的。与老式的4小时进食模式不同，这些作息规范不需要把宝宝留在那里，等他饿了就叫出声来；也不需要不管不顾地让宝宝自己在那里哭，哭了很长时间再自己入睡。尽管建立作息规范通常是很艰苦的工作，也需要家长作出巨大牺牲，但世界各地成千上万的家长都可以证明这是值得的。因为他们很快就学会了如何满足宝宝的需求，从而把所有困难都控制在最小程度。

安心宝贝作息规范对宝宝的好处

CLB作息规范之所以不同于传统的4小时进食模式，是因为它立足于满足健康宝宝的正常睡眠和进食需要。这种作息规范也考虑到了一些个别情况，比如有些宝宝需要睡得多一些，有些宝宝两次进食时间间隔可能更长。这种作息规范的目的不是为了让你的宝宝在夜里什么都不吃就一觉睡到天亮，而是合理安排宝宝白天的进食和睡眠，并且把夜里醒来的次数控制在最少。如果宝宝在夜里醒来，在重新安顿他睡下之前要快速地给他喂奶。当宝宝两餐之间时间间隔变长的时候，这种作息规范可以保证，这样的状况只会发生在夜间而不会发生在白天。

通过多年来对我所护理的宝宝的观察,这些作息规范基本原则也在发生着演化。一些宝宝不需要催促就能很快形成固定的进食习惯，另一些宝宝在很多星期之内的吃饭睡觉都让人难于照料。

对于那些很快形成作息规范的宝宝，我的观察心得如下。

- 父母一般采取了正确的方法，他们也想要建立起一个作息规范，并且在最初的几周之内尽量保持冷静。

- 把宝宝与来访客人的接触控制在最小程度，以便使他在新的环境中感到放松和安全（特别是在宝宝刚刚从医院被带回家的时候，这一点尤为重要）。

- 宝宝是在安静的房间内睡觉，并且每天的睡眠次数有着一定规律。

- 白天每次进食完毕，要让宝宝保持一小会儿的清醒状态。

- 当宝宝醒着的时候，如果进食完毕并且精神状态良好，就稍稍激励一下他，让他玩一小会儿。

- 睡眠时间在第一天就固定下来。每天晚上按时给宝宝洗澡，喂完奶，再把宝宝安置到安静的房间睡觉。如果宝宝不愿意睡觉，父母就要尽可能保持安静，把灯光调暗，继续安抚宝宝，直到他最终睡下。

安心宝贝作息规范对母亲的好处

对于父母而言，最紧张的事情莫过于听着宝宝哭，尤其是当他大哭不止的时候。通过遵循CLB作息规范，你能很快了解宝宝饥饿、疲劳，以及感到枯燥时的表现，并且可以真真切切地明白导致宝宝烦躁的其他原因。如果理解宝宝的需求，你就能迅速而自信地满足这些需求，让你和宝宝平静和安心，也可以避免宝宝无休止的哭闹。通常可以见到的那种宝宝烦躁、父母紧张的局面就可以避免。

对于父母而言，遵循CLB作息规范的另一个好处就是，让他们在傍晚的时候有些可自由支配的时间，他们可以放松一下，享受一下二人世界。而在以宝宝为主导的育儿方式当中，这一点不可能实现。因为任何此类网站都会声称，傍晚是宝宝极其烦躁的时候，父母需要不停地把他抱起来轻轻摇、轻轻拍，让他平静下来。

其他喂养方式

本书中所包含的作息规范和建议经过多年的演变发展。在我做产科护理员的时候，对如何建立正确喂奶方法和健康睡眠习惯，尝试并检验过不同的方法。在进一步阐述为什么相信我的方法是很成功的方法之前，我会简单地探讨一下这么多年里所体验的其他方法。我希望通过这些，可以让你对我的观点有一个深入的了解，让你明白为什么CLB作息规范对很多父母和宝宝是大有好处的。

严格的4小时喂奶模式

这种模式起源于几十年前，医院待产开始取代在家待产。那个时候产妇需要在产房逗留10~14天。每隔4小时，宝宝会被从保育室带到母亲处喂奶，喂奶的时间有着严格规定，用每一侧乳房喂10~15分钟，之后宝宝又被带回保育室。虽然这样的喂奶方式更多的是与我们祖母那一代人联系在一起，但是即便在今天，仍然有父母相信宝宝可以适应这种方式。作为一名产科护理员，在刚开始工作的那些年里，我确实接触过一些采用这种方式给宝宝喂奶的家庭，对于一些宝宝来讲，这种方式确实很成功，特别是那些饮用配方奶粉的宝宝。

然而我又的的确确发现，要确立这种喂奶方式，严格地按照4小时时间表，严格规定每一侧乳房喂10~15分钟，对于大多数宝宝而言没有作用。母亲却相信，宝宝之所以不能适应这样的喂奶方式，是因为她没有分泌足够的乳汁。这样一来，为了严格遵循这种喂奶方式，母亲很早就被迫开始用配方奶粉给宝宝加餐。

“在我离开医院的时候，我就没有奶水了。”我听到过很多这样的说法。如果每一个这样对我说的妈妈都给我1英镑，我就有好几百万了。实际的情况却是，因为必须遵循严格的喂奶时间，这些妈妈的乳汁供应在出院之前就枯竭了。在20世纪五六十年代，用奶瓶喂奶成为一种趋势，很多母亲甚至不会尝试用母乳喂养。

20世纪70年代，这种趋势依然在继续。在那之后，越来越多研究证明了母乳喂养的好处，母乳喂养又开始回潮。母亲开始被告知不要限制喂奶的次数，只要宝宝饿了就要给他吃奶，一直到饱。

你需要理解很重要的一点是，安心宝贝作息规范与这种严格的4小时时间表无关。要想学会这样一种4小时喂养模式，得花上很多个星期的时间。无论你多么想确定一个作息规范，我都会强烈建议你不要尝试4小时喂养模式。这种模式失败的主要原因如下。

- 一天喂奶6次，不足以刺激乳汁分泌。

- 在宝宝刚出生的日子里，需要少吃多餐；把一天喂奶的次数限制在6次，会导致他每天进食不足。

- 出生1~6周的宝宝，通常需要至少30分钟才能吃到后奶。后奶当中的脂肪含量至少是前奶的3倍多，这对于缓解宝宝的饥饿是非常关键的。

按需喂养

虽然我的确护理过一些出生后就严格遵循4小时喂奶模式的宝宝，但是，在我从业早期的时候，宝宝都是按需喂养。

那个时候母亲得到的建议和今天一样。让宝宝去作主，只要宝宝想吃就喂奶。正如4小时喂奶模式一样，这种方法的确在一些宝宝身上是成功的，但是在我护理的大多数宝宝身上，这个方法不起作用。在我很早的经历当中，就遇见一个显著的问题:很多新生儿根本不主动要求吃奶。

这种现象主要发生在出生体重很轻的宝宝或者双胞胎身上。这也是我反对按需喂养的主要原因。如果你有过这样的经历:坐在床边，看着出生才几天的婴儿因没有吃够奶而严重脱水，在那里痛苦地挣扎，你就会和我有同样的感觉。脱水是发生在新生儿当中的一种非常严重的问题,现在很多新生儿父母都已经意识到了这一点。

乳汁的分泌基于供需机制。如果宝宝在两次吃奶之间睡上很长时间，他在24小时之内给乳腺施加的刺激，就不足以分泌足够的乳汁。这却让母亲有了一种错误的安全感，认为她们的宝宝非常省心，睡眠质量很好。

事实上，这只是因为宝宝非常困倦。一般来说，在出生2~3周以后，他们就会醒得更频繁,他们对乳汁的需求量超过了母亲的分泌量。一种新的吃奶模式形成了，无论白天还是夜晚，每隔几个小时他们就要吃奶，以满足每天的营养需求。

对这种现象，现在常见的观点是，这是正常的现象，宝宝会改掉它。但是没人去告诉这些母亲，对某些宝宝而言，摒弃这种吃奶方式需要好几个月。有时宝宝两次吃奶会间隔很长时间，常常是因为晚上吃奶太多，以至于白天吃奶时间很短，摄入的奶量也很少。这就导致了一个恶性循环：宝宝需要晚上多吃一些奶来满足每天的营养需求。因为每天晚上醒来好几次，白天又得不到足够的休息，母亲变得筋疲力尽。这种疲劳状态经常导致下面某些或者全部的问题。

- 重度疲劳和压力导致母亲乳汁供应减少，增加了宝宝少吃多餐的需要。
- 那些每天需要吃奶10~12次的宝宝，由于缺乏有质量的睡眠，在1周之后通常会变得筋疲力竭。这种状况让宝宝更加疲劳，每次吃奶的时间越来越短。

• 重度疲劳状态让母亲难以集中精力，把宝宝放在乳房下面正确的位置。

• 哺乳时不能正确摆正乳房的位置，是疼痛的主要原因，通常导致乳头受伤或者出血，直接影响宝宝的进食质量。

• 一个非常困倦的宝宝，如果两次吃奶间隔时间过长，也会减少母亲的乳汁分泌。

我反对“按需喂养”的另一个原因就是，人们过于简单死板地使用这种方法。宝宝哭一次就喂一次奶，从来没有人教这些母亲探寻一下可能造成宝宝哭泣的其他原因——比如，过度刺激或者过度疲劳。

当然，所有的宝宝饿了的时候都应该喂奶；不应该在宝宝哭着要吃奶，或者在他饥饿的时候还必须严格地遵守着一个时间表。

以我的经验看，如果国家进行一些睡眠问题的研究，人们会发现，大量按需喂养的宝宝在数月之后并没有自然而然地形成健康的睡眠习惯。许多宝宝在晚上不吃东西也能坚持很长时间的时候，依然会醒来很多次，而且每次都要吃一点儿奶。另外一个问题就是，这些少吃多餐的宝宝，每次都需要喂奶才能睡着。这就导致了其他一系列睡眠问题：他们会对睡眠产生错误的联想——如果不吃奶就睡不着觉。

如果你是新生儿或是稍大一点宝宝的父母，在读过本书第3章、第4章，没有理解相关内容之前，我建议你暂勿尝试这种作息规范。因为这种作息规范不同于老式的4小时作息规范，并不是你在书上读到这个作息规范，按图索骥地让宝宝遵循我建议的时间表来进食与睡觉那么简单。

在第一年里，CLB作息规范就有10次变更。每一套进食和睡觉时间，只是对于宝宝年龄阶段的大概指导，而不是古板的条条框框。你应该理解这些作息规范背后所蕴含的基本原理。你可以稍作调整，以满足宝宝的个性需求。

你问我答

Q我怀孕6个月了，像其他准妈妈一样，我非常担心将来如何应对那些不眠之夜。我参加了产前训练班，可是那里的课程强调按需喂养的重要性，认为只要宝宝需要就该给他喂奶，并且认为在宝宝早期阶段不适用某种作息规范。我现在担心的是，一旦采用你的作息规范，可能在宝宝饿着的时候，我要拒绝给他吃东西。

A CLB作息规范不是说当宝宝饿的时候不给他吃东西。恰恰相反，对于按需喂养，我最大的担心是，在出生后的早期阶段，很多宝宝不会主动要求吃奶。

这种状况能引起很多严重的问题，其中一个主要的问题就是，如果宝宝不通过乳房吃奶，就不能刺激乳房分泌足够的乳汁。我们就会遇见这种情况，三四周以后，当母亲想给宝宝喂奶的时候，却没有足够的乳汁。这就形成一个恶性循环，无论白天还是晚上，每隔一两个小时母亲就要给宝宝喂奶，以满足他的需求——但是这个时候，重度疲倦又成了困扰母亲的问题。这也是造成很多母亲乳汁分泌减少，不得不停止哺乳的一个主要原因。

在很早以前，我经常给母亲的建议是，如果宝宝在哭，不妨假定他是饿了。然而，我必须强调，如果宝宝不断地哭并且不开心，你就需要查看一下为什么他吃一次奶不能坚持3个小时。通常会有这样的状况：宝宝的摆放位置不对，在长达1个小时的时间里，他看着好像不停地在吮吸，但是实际上并没有吃好。一些母亲喂完奶后，却发现宝宝在两次喂奶之间不能开心度过2~3个小时，正是这样的原因。

出生时体重超过2.7千克的健康宝贝，在两次吃奶之间都能够坚持3个小时——也就是说，从上一次开始吃奶的时候到下一次开始吃奶的时候间隔是3个小时。当然，这样的情况只有在宝宝摄入了足够乳汁的前提下才会成立。

Q 我确实需要把刚出生的宝宝叫醒喂奶么？他总是想睡觉，我想把他放下去休息了。

A 我确实可以理解这样的状况。从宝宝出生，直到你有机会在宝宝白天睡觉的时候休息一会，这确实是一个很大的诱惑。但是，宝宝这种困倦状态只会维持短短几周。在那之后，他会越来越愿意保持清醒的状态，他想要玩耍，想要和你以及其他人共处。他不知道白天和黑夜的区别，除非你用比较柔和的方式引导他遵循一个作息规范，否则结果就可能是他在凌晨4:00就完全醒来，并且想要玩耍。

因此，有一点非常重要，这也是我所强调的，在宝宝出生后第一周，每隔2个小时把他叫醒喂奶，这样能确保给乳房施加足够刺激，以促进乳汁的分泌。在白天，每隔3个小时就把宝宝叫醒，就可能让他在晚12:00~早6:00只醒来一次。相比一位疲惫不堪、压力重重的母亲，一个休息良好、精神放松的母亲更容易分泌充足的乳汁。从长期来看，这种模式会让你和宝宝都受益匪浅。

Q几个朋友和亲戚都说把宝宝叫醒很残酷，并且还说，当想吃东西的时候，宝宝自然就会醒来。我是一个做事有板有眼的人，也觉得对我和宝宝而言，遵循一定的作息规范应该是最好的选择，但是我担心把他叫醒，可能对他造成身心伤害。

A很显然，那些说把宝宝叫醒很残酷的人，从没有像我这样护理过早产儿或者生病的宝宝。对于那些宝宝而言，有规律地把他们叫醒，让他们少食多餐，是确保他们存活下来的唯一办法。

多年以来，我看着这些宝宝一天天长大，却从来没有发现他们当中的任何人受到了任何心理或者身体上的伤害。我倒是很确信，如果宝宝在夜里每隔4个小时醒来吃一次奶，给母子二人造成伤害的风险要更大一些。在宝宝刚出生的时候，我的建议是让他少吃多餐，以确定母乳喂养模式。这就需要时不时地把他叫醒。但我依然认为，如果宝宝在间隔不到3个小时就要吃奶，你需要给他喂奶。这样喂养模式会迅速形成，你们母子都会从中受益。

Q目前的建议都是，在宝宝出生后最初6个月，父母应该和宝宝睡在同一个房间。我担心，如果宝宝和我们睡同一房间，宝宝白天和晚上都不能休息好。我也担心，这样会让他满6个月之后入托时，很难习惯在托儿所里睡觉。我想知道，在坚持新的指导原则的同时，遵循你的作息规范的难度是多大？

A在本书前面，我提到工作中接触到的大部分父母，他们都和宝宝睡同一个房间。对于这一点，我最新的建议是，在宝宝满6个月之前，只能和你睡在同一个房间。这就意味着，他入托时可能会花更长的时间去适应那里的生活。然而，在满6个月之后，让宝宝早一点适应自己的房间，有助于避免来自于你的干扰。作为家长，你可以通过换尿布、喂奶、慢慢放松、安静游戏时间等内容，让他的婴儿房成为一个宁静的避风港。

宝宝在婴儿房睡觉时，你要尽量保持安静，这样会让他明白什么时候是清醒时间，什么时候应该睡觉。你也要确保周围环境处于安静状态。你或许不太可能在卧室和婴儿房分别准备一张婴儿床，因此，在童车里铺上一个舒适的垫子，也是可以接受的选项。这种做法是源于FSID（婴儿死亡研究基金会）的建议。用童车安置宝宝睡觉的时候，需要遵循的原则与在婴儿床上睡觉一样：把他的脚放在童车底端，把被单或毛毯掖好。宝宝睡觉时，要把车篷拉下来，遮住光线。

最后，你要记住一点，这些建议只适用于宝宝出生后的最初6个月。在那之后，无论白天还是晚上，宝宝都应该在自己的房间里睡觉。（对于如何让这个过渡过程变得更加轻松容易，你可以参照本书139页内容）

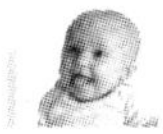

Q你说不应该去抱宝宝，这是真的吗？我在书上总能读到这样的内容，说宝宝需要很多身体接触和关心，才能有一定的安全感。

A我常常强调身体接触和关爱的重要性。然而，我也说过，父母给与宝宝的拥抱和关爱，应该是为了满足宝宝的情感需要，而不是满足父母自己的情感需要。非常关键的是，抱着宝宝和抱着宝宝让他入睡，这两件事之间是有区别的。如果你的宝宝习惯于后者，就会让他产生一种依赖，你迟早会打破他的这种依赖感——让他在出生3周以后就习惯自己睡觉，要比让他在3个月或者3年之后再自己睡觉容易得多。

Q尽管我愿意在宝宝出生后采用一种作息规范，但是我不想长时间把他留在那里哭。

A我决不会建议家长让宝宝独自长时间哭泣，再自己睡过去。我的确强调过，有些过于疲惫的小宝宝可能不愿意睡觉，他们也许需要不到10分钟的“平息哭泣”时期。如果宝宝哭泣的时间超出这个长度，你就需要去查看一下。我也强调过，如果宝宝由于饿了或者需要拍气而哭泣，你就不能把他留在那里哭，哪怕只是短短的两三分钟也不可以。

有些满6个月或1周岁的宝宝，一晚上会醒来好几次，这是因为他们对睡眠产生了错误的联想，必须吃奶、轻摇或者要妈妈抱着才能入睡。如果发生这样的情况，宝宝就需要一些睡眠训练。

在《婴幼儿睡眠宝典》一书中，我曾强调，任何形式的睡眠训练都是应对较大的宝贝的最后一招，只有在父母绝对确信他们的宝宝不是饿醒的时候，才可以运用这些方法。我也建议，在开始睡眠训练之前，你应该带宝宝看一下医生，以确保他没有什么疾病。

安心宝贝作息规范的全部目的就在于，从一开始就确保宝宝的需求被满足，从而使他们不再需要哭泣更长时间。我所提及的指导原则也是为了让母亲了解宝宝哭泣的不同原因。如果在出生之初，宝宝就开始遵循一种作息规范，母亲就会很快地了解他的需求，从而预料到他的需求。我发现，如果你能这样做，宝宝不容易哭闹，在我的经验中每天不超过10分钟。

Q我读到了你书上的作息规范，上面说一旦宝宝满12周之后，就不应该在半夜给他喂奶了。但是，宝宝的情况是不同的，如果宝宝确实很饿，也不能给他喂奶吗？

A 有一些宝宝，特别是母乳喂养的宝宝，在满6个月前，可能需要半夜吃一次奶。我亲自护理的大多数宝宝，在8~12周的时候，都可以一觉睡到天亮，也就是说从最后一次吃奶睡到第二天早上6:00~7:00。

读者反馈的大量信息表明，这个时间似乎就是宝宝形成作息规范的平均年龄。在这个年龄段，他们可以较长时间地睡眠。当然，每个宝宝都是独立的个体，每个人的具体情况都不一样。但是，如果你的宝宝已经7个月大了，却不能一觉睡到天亮，也不能算我们失败，或者宝宝失败了。我的作息规范是为了帮助你着手合理安排宝宝的时间，当宝宝准备就绪，你的坚定不移终将会得到回报。宝宝能否一觉睡到天亮，很大程度上取决于他的体重，以及白天每次进食所摄入的奶水量。

有些宝宝，每次进食都吃得很少，相比于那些白天每次都吃得多的宝宝，这些宝宝需要在晚上花更多时间吃奶。安心宝贝作息规范并不是为了尽快迫使宝宝一觉睡到天亮，或者在他真正饥饿的时候不给他喂奶。这种作息规范是为了确保宝宝在白天摄入所需要的大部分营养，使他在身体和心理条件允许的情况下，自然而然地一觉睡到天亮。我所得到的反馈，加上多年的护理经验，都证明这样的方法有效。

Q 我在网上的聊天室和一位母亲聊天时听她说，由于遵循着作息规范，她觉得非常孤单和压抑，因为这种作息规范让她没有时间外出，也没有时间与其他的母亲会面。

A 我总是强调，让宝宝适应一种作息规范，对父母的要求非常苛刻，特别是在宝宝刚出生的那几周。然而，宝宝满两三个月的时候，相应的规律就会形成：宝宝白天能保持较长时间的清醒状态，夜里也能睡上较长时间。

在多年的工作当中，我曾接触数以百计的母亲，在宝宝刚出生的两三周，她们的社交活动肯定受到一定影响。但是除此之外，在我的印象中，没有哪一位母亲在下午2:00~5:00之间会没有时间见朋友，或者在早上没时间喝咖啡。一旦你和宝宝适应了这种作息规范，你就有能力让这种作息规范更好地与你的生活相适应。我在工作中接触的这些家长，最终都认为在最初几周所付出的艰苦劳动是值得的，因为宝宝的睡眠质量得到提高，使她们拥有了一个安心宝贝，也让宝宝在白天愉快地参与集体活动。对于这些母亲而言，如果她晚上的睡眠质量很高，白天也会神清气爽。

我总是建议母亲，在宝宝刚出生的那些日子里，尽量每隔一天就邀请一位朋友来家里做客，这样就不会感到孤单或者失落。我也总在强调每天带着宝宝出去呼吸一下新鲜空气的重要性。你可以和朋友结伴同行，在公园里聊聊天，通过这样的方式，你也可以时常见到其他妈妈。

Q 在你的作息规范当中，你告诉妈妈什么时候吃饭、什么时候喝东西。这种严格的规定耽误了我的时间。

A 无论什么时候，你都可以吃东西喝东西！在宝宝刚出生的那些日子里，妈妈经常筋疲力竭，总是最后才考虑到自己，即便是那些最基本的需求也不能得到及时满足。一个人努力照料新生的宝宝，有时晚餐可能用一块烤面包或者一杯茶就应付过去。

作为一名哺乳期的母亲，你需要摄入足够的食物和足够的水，以便分泌足够的乳汁满足宝宝，同时维持自身的精力。

我知道，很多使用我的作息规范的人，每天只是端起书看几眼而已；她们没有领会到，书中所建议的早餐、午餐和饮水时间其实也是某种提示，提示你不要忽略了自己。尽管这些建议都是为了宝宝而设置，其目的也是为了让你更好地照料自己。

Q 为什么你的作息规范如此严格？到处都是1个小时、30分钟之类的字眼，难道它们真的有那么重要吗？

A 在《育儿圣经》当中，包含了4种不同的作息规范，涵盖了从宝宝出生1周到满1周岁的时间。这些作息规范周详地顾及宝宝正在成长和变化的事实。当他们3个月大之后，每天需要越来越少的睡眠，同时越来越喜欢保持清醒的状态，越来越喜欢和你玩耍。在白天他需要刺激和趣味。在某一个时刻他需要断奶。目前的各种资料一般建议母乳喂养的宝宝在6个月时开始断奶。

在第 1 年里，宝宝的睡眠和进餐需求在不断地变化。以我的经验看，要适应宝宝变化的需求，这项工作应该缓慢而稳步地推进。为了便于你逐步进行这些改变，我的作息规范是非常具体的。一旦宝宝开始每天晚上睡到12个小时，你会很欣慰，而宝宝为了健康地生长发育，他也会睡得更长、睡眠层次更深。

我的作息规范根植于宝宝的自然生理节律，它们是起作用的。你不必非常严格地坚持这些规范，但是，30分钟会产生一种连锁反应，这种反应会影响宝宝白天其他的时间，或者影响他晚上的活动。

举个例子，如果一天从早上8:00而不是从7:00开始，你将会发现，宝宝睡午觉的时间会延后，变成下午1:00左右。如果他一直到下午3点以后还没有醒，你会发现晚上7点钟安顿宝宝睡觉很困难，因为那个时候他可能不困。如果他每天最后一次吃奶是在晚上8点钟左右，你就会发现结果就是宝宝在晚上10点不想吃奶，并且在夜里醒来。这种偶然的现象当然不是世界末日，但是经过一段时期，随着宝宝每天营养需求的改变，你会发现，他会继续晚上醒来，让你非常疲倦，也不能享天伦之乐。

Q 4个星期以来，我一直尽力遵循你的作息规范，但是我的宝宝远远没有适应。我觉得有一点失败，我站在十字路口，是否应该放弃这种作息规范，他什么时候想吃想睡就由他去？

A 在宝宝出生的早期，那段日子是十分艰苦的。可以理解，如果让宝宝想吃就吃，想睡就睡，一切由着他去，可能更轻松一些。

你一定要牢牢记住一点，你正处在生产后的恢复期，正在照顾一个宝宝，无论是否采用一种作息规范，对你来说都是非常艰苦的工作。我的作息规范能够把这种艰苦的过程控制在尽可能短的时间内。你可以想象一下，在9个月之后，宝宝依然会夜里醒来，那将是多么辛苦的一件事情。因而，我可以向你保证，你的坚持是值得的。

不要指望你的努力会取得立竿见影的效果，但可以肯定的是，如果你在宝宝出生最初的几周坚持这种作息规范，你就会为自己以及宝宝收获一段愉快的婴儿时期，也会让他拥有一段开心的学步岁月。当他已经确确实实适应这种作息规范的时候，你绝不会后悔最初几周付出的努力。这种作息规范会引导你和宝宝进入一种符合他的自然节律的状态。如果宝宝没能适应这种作息规范，也不能证明你的失败。只要你一直坚持下去，成功的一天终会到来。就像那些有经验的父母和祖父母告诉你的那样，最开始的几个月很快就会过去。

你可以每天早上7:00开始一天的生活，尝试着遵循白天的作息规范，但是如果在午餐时候搞砸了，也就是说宝宝在我所建议的午觉时间十分清醒，集体活动时间却疲倦不堪，你也不必惊慌失措。每天依然尽可能规范地坚持着相同的进食和睡觉模式，宝宝很快就会重新适应这种作息规范。如果还没有到我所建议的进食时间，宝宝就哭着要吃东西，你应该分散他的注意力，或者和他玩一会儿，当然，在那之后必须给他喂奶。如果到了游戏时间，你确实不能把他叫醒，就让他多睡一会儿，而不要弄得你们两个都痛苦不堪。在第二天早上起床之后，不要去想你和宝宝做错过什么事，而应继续尝试那种作息规范。我很赞赏那些在这一时期内独自一人照顾宝宝、而没有奶奶或育儿保姆帮助的母亲。这是一项非常艰苦的工作。在经历这些事情的时候，你不是孤单的，当然你也许会失败，但情况很快就会好转。

Q 为什么每天在给宝宝最后一次喂奶的时候，要严格地避免和他的眼神接触。我认为剥夺了宝宝与母亲拥抱和眼神接触，这是非常残酷的。

A 请不要剥夺对宝宝的拥抱！我没有在任何地方建议你不去拥抱宝宝。相反，在他活蹦乱跳并且被安顿下来之后，把他紧紧抱着，不论用母乳还是用奶瓶喂奶，都会让他吃得更多，愿意睡一个好觉。我之所以建议在晚上最后一次喂奶的时候避免眼神接触，是为了让你温和地告诉宝宝，现在不是游戏时间。你可能会把他抱得很紧，但是在他已经放松下来的时候，给他施加过度的刺激，会导致宝宝过度疲劳，很难说是好事。

宝宝的身心发育需要一定的睡眠。如果不能保证一定的睡眠时间，宝宝会变得紧张、易怒，也容易伤心。在宝宝清醒的时候，最好陪他一起玩耍，给他唱歌，看有趣的玩具和图书，这样宝宝可以快乐成长。拥抱应该是宝宝的需求，而不是你的需求。

Q你的作息规范太严格了。什么时候我才能快快乐乐地带着我的宝宝，而用不着担心他下一步要做什么？

A我非常真诚地希望，自医院回家第一天起，每个父母都可以和宝宝快快乐乐地在一起，度过婴儿时期、学走路的日子以及更多的时光。我也希望你每天都可以拥抱宝宝，和他一起玩耍，一起唱歌，一起阅读，一起在浴缸里玩水。在换尿布的时候还可以挠他的脚趾，和他聊天。但是，毫无疑问，宝贝最好能自己享受这一切，并且参与其中。

我的作息规范是为你提供某种支持，帮助你合理地安排每天的时间，这些规范会为你带来一个安心的宝贝。这些规范不是放之四海而皆准的。如果觉得遵循作息规范有压力，你可以停止尝试。我的作息规范可以帮助你避免一些长期的问题，比如：由于过度刺激而引起过度疲惫；错误的睡眠联想，诸如宝宝必须抱起来摇一摇能睡觉，或者要带着他到处溜达才能入睡，或者晚上总是醒来，让你早上疲惫不堪。如果出现这些问题当中的任何问题，你可以稍后在我的书中寻求帮助。

在很多星期的时间里，母子亲情的建立过程非常缓慢，并且对于很多得不到支持和帮助的母亲而言，那种感觉可以说是五味杂陈，既有喜悦和对宝宝的宠爱，也有全然的疲惫、失败感和沮丧感。一个个不眠之夜对事情并未有多大的帮助。妈妈们经常联系我，她们因为不能尽享天伦之乐而感到内疚和怨恨。没完没了地半夜起来给宝宝喂奶，导致连续几周睡不好觉，这样的情形阻隔了你和宝宝之间的亲情，也让本应有的那种快乐消失得无影无踪。我的作息规范是帮助你们的，而不是给你们带来压力、焦虑和空虚感。正确看待这些这些作息规范，将会对你有很大帮助。

Q我家里有一个学走路的宝宝和一个新生的宝宝需要照料，看起来我似乎不能让你的作息规范在他们两个身上都起作用。

A 很多母亲都发现，那些较大的宝宝需要去学校和托儿所，我所建议的午觉时间成为不可能。

如果你曾经让第一个宝宝遵循我的作息规范，至少你会发现，你的家里已经确定了早7:00~晚10:00的睡觉时间。如果大宝宝还未满3岁，他仍然可以睡一个午觉，并且午觉时间可以和新出生宝宝的午觉时间很好地结合在一起。在这段时间，你甚至可以拥有30分钟的时间休息。我建议你恪守我所建议的白天睡眠量。如果小宝宝白天的睡眠时间已经和大宝宝的作息时间相适应，就尽量不要让宝宝白天的睡觉时间过多，不要超过所推荐的睡眠时间。这样晚上睡觉的时间才能够保证，你在晚上也可以休息，从一天照顾两个宝宝的疲劳中恢复过来。

Why Follow a Routine

第3章
第1年内乳汁喂养

在宝宝出生后的第1年，母乳喂养非常关键。它不但奠定了宝宝未来健康的基石，也极大地影响着他的睡眠质量。毫无疑问，母乳喂养是最佳的、也是最自然的喂养方式。很显然，我不能从个人的观点出发去建议母乳喂养，但是我可以很骄傲地告诉你，我在工作中接触的大多数母亲，在宝宝摄入固态食物之前，都一直成功地进行母乳喂养，很多人母乳喂养的时间甚至更长。

当然，在我接触的母亲当中，有一些只进行了数周的母乳喂养，还有一些母亲出于种种个人原因，根本就没有选择用母乳喂养。我希望本书可以成功地帮助你进行母乳喂养，即便它对你没有任何吸引力，我也希望你至少尝试一下。我曾经帮助过很多母亲，用母乳喂养第一个宝宝让她们感到厌倦，因为按需喂养使她们筋疲力竭，但是在遵循了我的作息规范之后，她们发现母乳喂养充满着乐趣。如果因为某种原因，你已经放弃或者一直没有选择母乳喂养，我也可以为你提供很多关于人工奶瓶喂养的建议。

这本书的总体目的，以及书中所蕴含的建议，都是为了给家长提供协助和支持，特别是为妈妈分忧解难。我知道，在这些日子，为了让宝宝的人生有一个最棒的开端，妈妈背负了巨大的压力。

当然，母乳喂养是最好的选择，但是，事实是，如果配方奶粉不是一种很好的替代品，多年以前就会被卫生部门禁止了。所以，如果你已经放弃了母乳喂养，或者出于私人的原因没有选择母乳喂养，不要因为不赞同你做法的人的意见而感到内疚。

有人会说，因为没有母乳喂养，你和宝宝的感情不会那么亲密，请忽略这种恶毒的评价。从我个人的经验来讲，我的妈妈仅仅给我喂了10天的母乳，但是没有任何母女像我们两人这样亲近。同样，有的朋友，他们的妈妈整整给他们喂了2年母乳，现在却连看都不想看他们的妈妈。

然而，我必须强调，与那些好心的奶奶或者育儿保姆的建议相反，用奶瓶喂养未必就能保证宝宝更加安逸，或者让宝宝更容易适应一种作息规范。无论宝宝是用母乳还是奶瓶喂养，都需要一定的时间和毅力确定一种作息规范。因此，请不要认为，一旦你选择了用奶瓶喂养宝宝，或者把母乳喂养换成奶瓶喂养，宝宝就会变得更加快乐。

奶瓶喂养和母乳喂养需要同样多的指导和协助，才能建立一种成型的作息规范。唯一的区别就是，母乳喂养的母亲要承担所有的责任。对于那些想要母乳喂养的母亲而言，安心宝贝作息规范可以让你成功地进行母乳喂养，并且建立一种作息规范，还可以让宝宝的爸爸用采集的母乳给宝宝喂奶。

母乳喂养为何会出错

我在帮助妈妈护理宝宝的过程中，首先遇到的一个突出问题是，尽管母乳喂养或许是最自然的喂养方式，但是对于很多妈妈而言，这种方式并不轻松。宝宝刚刚出生，助产士就把他抱到妈妈的怀里，帮助妈妈调整哺乳姿势，让宝宝衔住乳头。

对于一些妈妈而言，宝宝很容易就能衔住乳头，摄入奶水，然后轻松地睡着，直到下一次吃奶的时候。而对其他的宝宝而言，这个过程就显得忙乱和烦躁，宝宝不愿意吃奶，或者在睡觉之前喝两口配方奶。在刚出生的那些日子里，这些问题都很常见。在宝宝出生72小时后妈妈已经出院，很多人还没有掌握最基本的喂奶技巧就直接回家了，而这些技巧对成功进行母乳喂养很关键。

作为一名产科护理员，到这样的家庭去，通常会看到母亲的一个乳头已经受伤并且开始流血，状况很严重，以至于每次把宝宝放到乳房下面，她都会疼得掉眼泪。在这样的情况下，对母子二人来讲，母乳喂养和亲情的培养都是一个很坏的开头。母亲承受着身心上的巨大痛苦，认为她不是一个足够好的母亲，因为宝宝不能够正确地吃奶。宝宝则因为饥饿和没有吃好奶，开始变得非常压抑，经常哭泣。所有的这些问题，以及其他与母乳喂养有关的问题，如果在宝宝出生早期，给母亲更多的关注和帮助，都是可以避免的。

今天，关于如何给新生儿进行母乳喂养，很多这样的建议都警示着我，在宝宝出生后几个小时之内，他们就被告知，应该运用他们天然的本能，宝宝也知道自己需要什么。我非常幸运，能够在工作中接触到世界上其他国家的很多家庭，有时候，这些家庭能够对宝宝出生后什么最重要指导得更多一些，就是说母子两人都需要尽可能多的协助和指导。这些国家的家庭所采取的态度常常和英国的家庭完全不同。在宝宝出生后的一段日子里，母子两人都会尽可能地多睡觉多休息，母亲会吃一些特殊的饮食以确保分泌足够的乳汁。宝宝不仅仅是抱给妈妈，吃奶之后就放下，因为“母子二人都会自然而然地去做一些事情”，或者是请一位专业人士，或者是家里的亲属。我在工作中所接触的这些母亲，在最初的日子里通常旁边都有人来协助给宝宝喂奶，把宝宝放在正确的位置上。

我非常相信，让更多的母亲成功进行母乳喂养的方法，就是在宝宝出生的早期给妈妈们协助。尽管母乳喂养对多数妈妈而言是自然而然的事情，但并不是对所有的妈妈都适用。当我们提出建议的时候，需要把它考虑在内。

如果你按照书中的建议调整了相应作息规范，以此适应宝宝在迅速生长期不断增长的营养需求，也考虑到了宝宝有时进食不足的状况，理解乳汁的产生过程以及乳汁的成分，会帮助更好地你理解安心宝贝作息规范对于母乳喂养的促进作用。下面的内容概括地阐述了母乳是如何产生的。

关于乳汁分泌

泌乳反射

在怀孕期间，体内的激素会促使乳腺分泌乳汁。宝宝出生之后放到妈妈乳房下面吮吸，有一种由脑垂体分泌的催产素就会给乳房发送一个流出的信号。乳腺周围的肌肉接到这个信号，在宝宝吮吸的时候乳汁就顺着15或者20条乳腺导管流出来。很多的女性会感到乳房有轻微的疼痛感，当乳汁流淌出来的时候，她们的子宫会收缩。

经过1~2周，这些感觉一般会消失。当你听到宝宝的哭声或者想他的时候，乳汁也可能流出。如果你非常紧张或者压抑，催产素就不会分泌，乳汁很难流出来。因此，成功进行母乳喂养的关键就在于，保持平静而放松的心态。要想达到这样的目标，事先得做好哺乳的所有准备工作。首先坐姿要舒适，背部要直立，抱宝宝的姿势也要恰当。不正确的哺乳姿势也会影响催产素的分泌，进而影响到泌乳反射。

乳汁的成分

乳腺最开始分泌的乳汁叫做初乳。相比第3天与第5天之间分泌的熟乳，初乳的蛋白质和维生素含量较高，但碳水化合物和脂肪的含量较低。初乳中包含着一些母亲的抗体，可以帮助宝宝抵抗感染。相比随后分泌的熟乳，初乳更黏稠一些，颜色看起来更黄。到了第2天和第3天之间，乳腺分泌的是初乳和熟乳的混合物。在第3天到第5天之间的某个时刻，乳房会变得十分胀大，你会感觉乳房非常沉重、非常敏感，摸起来通常会有疼痛感。这个迹象表明，乳腺中已经满是熟乳。这种疼痛感不仅是乳汁造成的，也是乳腺的胀大和充血引起的。奶水充沛的时候，你要通过少吃多餐的方式喂养宝宝。这样不仅可以很好地刺激乳汁分泌，也可以缓解乳房充血所带来的疼痛感。在这段时期，让宝宝吮吸着乳房可能很困难，所以在喂奶之前，可以先挤一点奶水以备不时之需。挤奶的时候，可以垫着一块温水润湿的绒布轻轻用手挤压乳房。很多妈妈发现了另一个窍门，在两次喂奶间隙，把在冰箱里冰冻过的甘蓝叶放在文胸里，也能在一定程度上缓解疼痛感。

熟乳看起来与初乳截然不同，它更稀一些，稍微有一点青色。在喂奶过程中，它的成分也在发生变化。开始喂奶时，宝宝吃到的是前奶，这种乳汁量很大但是脂肪含量很低。随着时间的推进，宝宝的吮吸速度开始变慢，两次吮吸之间停顿的时间也慢慢变长。这就表明他已吃到了后奶。虽然后奶量很少，但是让宝宝吃到这些后奶却很重要，后奶可以让宝宝能更长时间地抵制饥饿感。如果还没有吃完一侧乳房当中的奶水，就把他换到另一侧乳房下面，就会让他摄入2份前奶。这就会产生连锁反应，让宝宝在几个小时之后又感到饥饿。如果再一次吃一顿前奶，只会让宝宝饱受肠绞痛困扰。有些宝宝需要吃两侧乳房的奶，所以在把他放到另外一侧乳房下之前，你要确保宝宝已经完全吃光了第一侧乳房里的奶水（39页）。

我发现，在出生后的第1周，如果宝宝在第一侧乳房吃奶的时间达到25分钟，另一侧乳房吃奶的时间控制在5~15分钟，宝宝摄入的前奶和后奶就能达到平衡。这也可以确保在下一次吃奶之前3~4个小时之内，宝宝的营养需求已得到满足。如果每次喂奶你都要用两侧乳房喂奶，请记住一点，在下一次喂奶时，首先用上一次给他喂奶的那一侧乳房来喂奶，这样就可以确保每次喂奶两侧乳房中的乳汁都能被吃完。

为了让乳汁快速而顺畅地流出，让宝宝摄入的前奶和后奶达到平衡，应该遵循以下指导原则。

- 两次喂奶之间，尽可能多地休息，你自己的两餐不要间隔太长。在两餐之间吃一些有营养的小零食。
- 喂奶之前准备好所需物品：一把舒适的椅子，要有扶手，靠背要直；如果可能，再准备一个垫脚凳，一个靠垫，用来支撑你和宝宝。除此之外，喝一点水，听听舒缓的音乐，也可以让你放松下来，让整个哺乳过程对于你们母子二人一样地轻松愉快。

- 有一点很关键，花一点工夫把宝宝正确地放在乳房下面。如果没有采用正确的哺乳姿势，通常会导致乳房疼痛，甚至受伤出血。这反过来又会影响乳汁的流出，从而影响哺乳质量。

- 在把宝宝放到另一侧乳房下面之前，要确保他已吃完一侧乳房中的奶水。正是那些每次吃奶吃到最后才能吃到的少量后奶，能帮助宝宝更长时间地抵制饥饿感。后奶量很少，但是脂肪含量很高。

- 在刚出生的日子里，并不是所有宝宝都需要用两侧乳房哺乳。如果宝宝已经吃完了一侧乳房的乳汁，你可以先给他拍拍背，换一块尿布，再用另一侧乳房喂奶。如果宝宝还需要，他就会继续吃。如果他不愿意继续吃奶，在下一次喂奶的时候，要先用上一次喂奶的乳房来喂他。

- 如果宝宝吃完一侧乳房的奶水之后，还需要吃另一侧，下一次喂奶的时候，你要先用上一次喂奶的乳房喂他。

- 一旦感觉奶水充沛，并且你已经确定母乳喂养的时间，这时就要注意很重要的一点，让宝宝吃足够长的时间，这样宝宝才能完全吃完乳房中的奶水，吃到身体所需的后奶。有些宝宝需要半个小时才能完全吃完一侧乳房的乳汁。你可以用拇指和食指轻轻地挤压乳头，察看一下乳房之中是否还有奶水。

- 千万不要让宝宝吮吸没有奶水的乳房，这会导致乳头疼痛。

我的成功母乳喂养法

成功进行母乳喂养的关键，就在于一个正确的开始。相信宝宝出生后，你已读过有关“少吃多餐”的内容，这样一来，良好的乳汁分泌机制成为关键。但是，如果你没有做到正确哺乳，仅仅做到让宝宝少吃多餐，并不能保证良好的乳汁分泌。

在医院里的时候，助产士和护士会指导你如何正确哺乳。一般情况下，你会在生完小孩72小时后离院，所以我强烈建议你咨询有经验的哺乳顾问，从他那里寻求专业的帮助。有些组织可以向你提供一定的帮助，帮助你掌握正确的哺乳姿势。如有必要，在刚生完宝宝的那一段时间，他们会多次上门协助你解决可能遇到的问题。

除了上述建议，我强烈推荐你看一些专业的DVD，其中英国首屈一指的哺乳顾问——克莱尔·贝雅姆·库克的作品值得一看。她是《母乳喂养指南》以及《母乳喂养难题解答》的作者，她的DVD会教你如何处理母乳喂养的相关问题。

对于我所帮助的这些母亲，我一般会建议她们从宝宝出生第一天开始，每隔3个小时喂一次奶，每一侧乳房喂5分钟，然后将喂奶的时间每天逐渐延长几分钟，一直到开始分泌乳汁的时候。3个小时是这样计算的，从上一次开始喂奶开始到这次喂奶间隔3小时。大概产后3~5天的时候，你的乳腺就会分泌乳汁，应该把宝宝吃奶的时间延长到15~20分钟。这时很多宝宝在一侧乳房下就能吃饱，之后能心满意足地待上3个小时，直到下一次吃奶。

然而，如果你发现，吃完奶不到3个小时宝宝又要吃奶，当然不能让他饿着，还是要给他吃。如果他一直安静不下来，就应该用两面乳房给他喂奶。一旦有了奶水，在把宝宝换到另一侧乳房吃奶之前，要让他吃完第一侧乳房里面的奶水。从我的经验看，如果过早把宝宝从一侧乳房换到另一侧乳房，会让他摄入太多前奶。我认为这正是造成宝宝永远也吃不饱的主因之一，这种状况还会造成肠绞痛。

正确的哺乳姿势

一个昏昏欲睡的宝宝，或许会花上20~25分钟，才能吃到非常重要的后奶（这种后奶的脂肪含量要比前奶高3倍）。同样，吃完一侧乳房中的乳汁也至少需要这么长的时间。有些宝宝可能更快就吃到了后奶。至于吃奶具体需要多长时间才算适合，你可以把这个交由宝宝来决定。如果在我所建议的时间之内，宝宝就能吃饱，并且两餐之间表现得很愉快，同时尿湿了很多尿布，很显然他已经吃够了。

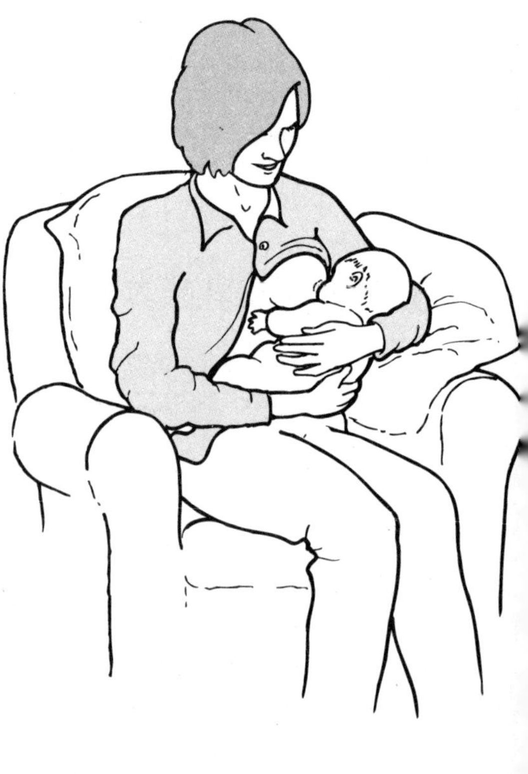

在宝宝刚出生的那段日子，从早6:00到午夜，每3个小时你需要把宝宝叫醒一次，短短地喂一次奶。这就可以保证在你有奶水的时候，能不失时机地给宝宝喂奶。每3个小时喂一次奶，也可以让乳汁更快地分泌。如果宝宝在白天吃得足够多，在夜里的两次喂奶之间，宝宝就可以睡更长时间。这也可以避免妈妈出现过度疲劳的状况，而这是导致母乳喂养出错的另一个主因。正如生活中的任何事情一样，成功来源于好的基础。我所帮助的那些母亲，她们在医院就已开始每3小时喂一次奶，她们发现第一周结束时，一种规律已经形成。之后，她们很快就能让宝宝的进餐模式遵循我的第一组作息规范。

第一组母乳喂养的作息规范（88页）不仅可以帮助你确定良好的母乳分泌机制，也能让你了解宝宝的很多不同需求，如饥饿、疲劳、枯燥以及过度刺激。

我的母乳喂养方法之所以如此成功，主要原因如下。

- 在宝宝刚出生的日子，每隔3小时喂奶一次，每次喂少许时间，可以逐渐让乳头适应宝宝的吮吸动作，避免乳头过于疼痛，或者出现更糟糕的情况——受伤并出血。这种做法也可以在你有乳汁的时候，缓解乳房充血带来的疼痛感。

- 少吃多餐的喂奶方式可以避免宝宝为了缓解饥饿而几个小时叼着没有奶水的乳头。这种现象常发生在第1周之内、两次喂奶间隔少于3小时的时候。

- 新生儿的胃容量很小，他的营养需求只能通过少吃多餐来解决。如果你在早上6:00到午夜之间每3个小时就喂奶一次，“整夜喂奶综合征”就绝对不应该发生。

- 如果遵循我的建议，即便非常小的宝宝也能在两次喂奶之间度过较长一段时间。我的建议也能确保这种较长的时段是在夜间而不是白天。

- 成功的母乳喂养只有在妈妈处于完全放松并且心情舒畅的前提下才能达成。如果刚生完宝宝，你就因为整夜不停地喂奶而变得筋疲力尽，这个目的是不可能达到的。

- 新生的宝宝不懂得白天和黑夜的区别。如果你把白天和晚上的喂奶时间区别开来，从早7:00~晚7:00之间，两次喂奶之间不要让他睡太长时间，就会让他更快地了解白天和黑夜的区别。

关于挤奶问题

我相信，在宝宝刚出生的那段时间，当你遵循一种作息规范的时候，挤奶在很大程度上决定着母乳喂养的成功程度。绝大多数妈妈之所以能够成功进行母乳喂养，其中的一个主要原因就是我建议她们使用电动吸奶器。

之所以需要这样做，一个简单的原因就是乳汁分泌基于供需机制。在很小的时候，大多数宝宝就可以吃完一侧乳房当中的奶水，有些可能在另一侧乳房之中吃上一点，很少宝宝能吃光两侧乳房中的奶水。在第2周末的时候，乳汁的分泌开始达到平衡，大多数妈妈都能够分泌足够的奶水了。有的时候这种情况发生在第3周到第4周之间，这时宝宝处于快速生长期，需要摄入更多的奶水。在这个时候，如果你还想要让宝宝遵循某种作息规范，还要遵循6周之前不挤奶的建议，就会产生一些问题。

为了满足宝宝日渐增长的营养需求，可能你需要回归2~3个小时喂奶一次的进餐模式，并且常常需要一夜起来喂两次奶。每当宝宝进入快速生长期，你就要重复这种喂养模式。这种做法通常造成的结果是，只要宝宝还没有睡觉，就会不停地吃奶。这会让宝宝形成错误的睡眠联想，让他更难重新回归作息规范。

那些在宝宝出生后几天就把多余奶水挤出来的妈妈，通常会分泌超过宝宝需求量的乳汁。因而，当宝宝进入一个快速生长期的时候，只需要在早上少许地挤一点奶，就足以满足宝宝日益增长的胃口。

早点开始挤奶，也能避免乳汁分泌不足。然而，如果宝宝已经满1个月，你又面临乳汁分泌不足的问题，就可以参照我的增乳计划（185页），6天之内，情况就会有很大改善。如果宝宝不足1个月大，遵循我的作息规范当中列出的挤奶时间，就足以增加乳汁分泌。

如果你打算在1~4周之间开始使用奶瓶（44页）给宝宝喂晚上的奶水——无论是用挤出的母乳还是冲兑的配方奶——你都可以把喂奶的事情托付给其他人。这就意味着，在你觉得筋疲力尽的时候，可以早一点上床睡觉。我建议妈妈在这个时候挤奶或者喂奶。如果宝宝开始用奶瓶吃奶，你在晚上9:30~10:30挤一些奶后就可以睡觉了。这个时候挤奶可以刺激乳汁的分泌，并且确保你在半夜有足够的乳汁给宝宝喂奶。

如果以前在挤奶的时候遇到过困难，不要气馁。在我的书中有针对常见问题的内容，你只要遵循相关章节所规定的作息规范或者计划，按照建议的时间来挤奶，再遵守下面的指导原则，就可以让这件事情变得更轻松。

- 最佳的挤奶时间是早上，因为在这个时间段，乳房当中的奶水通常比较多。如果你在母乳喂养伊始就开始挤奶，也会变得更加容易一些。在喂奶之前先挤出一侧乳房的奶水；或者用一侧乳房给宝宝喂奶，另一侧乳房喂奶之前也要挤奶。我的作息规范建议的挤奶时间是早上6:45。如果你的乳汁分泌量很多，无法刚好赶在清晨挤奶，可以在喂奶之后，把另一侧乳房挤奶的时间推迟到早上7:30左右。如果你非常担忧乳汁分泌，或者正在实施增乳计划（185页），就应该尽量遵循我所建议的挤奶时间。
- 在宝宝刚出生的那几天，为了准备早上喂奶，每天早上你至少需要抽出15分钟时间，挤出60~90毫升奶水。而到了晚上，这个挤奶时间要延长到30分钟。挤奶的时候，尽量保持安静的环境和放松的心态。你越是这样做，这个过程就会显得越容易。我常常发现，在第1个月结束的时候，在我所帮助的母亲当中，大多数在早上9:30都能轻松地挤出60~90毫升奶水。她们使用的工具都是我所建议的双泵吸奶器，整个挤奶过程只需要短短10分钟。

• 电动的重型吸奶器，是迄今为止在产后早期最好的挤奶用具。

这种机器的相关部件模仿婴儿的吮吸系统，能促使乳汁流出。如果你是在每晚9:30在两侧乳房挤奶，就可以购买一台这样的设备，它能够同时给两侧乳房挤奶，从而节省挤奶的时间。

• 有时候，两侧乳房都分泌不足时，乳汁流出来的速度就会慢一些。这时你可以放松一下，洗一个热水澡，或者进行一次淋浴，这些能对你有所帮助。在挤奶之前或者挤奶过程中，轻轻地按摩乳房，也有一定作用。

• 有的妈妈发现，如果把一张宝宝的照片放在附近，挤奶的时候看看照片，也会有所帮助。另一些妈妈则认为，挤奶的时候看看有意思的电视节目或者和丈夫聊聊天，效果会更好一些。你可以尝试各种方法，看看哪一种对你最有效果。

随着时间的推进，到作息规范中的某一阶段的时候，我会建议停止挤奶。当乳汁分泌已经非常稳定时，你就要减少挤奶次数。到第3个月时，只有在晚上喂奶时你才需要挤奶；到4~6个月之间的时候，你就可以把这最后一次挤奶也取消了。一旦乳汁的分泌已经稳定，完全能满足宝宝的需求，你就可以灵活处理晚上9:30那一次的挤奶了。就算某些晚上你没有挤奶，也不会出现什么问题。我建议在宝宝4~5月大时，你还要继续挤奶，让你在宝宝快要断奶时依然有充足的奶水喂养他。如果你打算在宝宝6个月之前就给他断母乳，在咨询过专业人士之后，就可以直接停止挤奶。

母乳喂养以及重返工作岗位

如果你打算重新工作，想继续用母乳喂养，有一点非常重要，就是必须确保自己有很好的母乳分泌，特别是你想在白天用挤出的母乳喂养宝宝的时候。如果你打算每天早上9:00~下午5:00之间外出，一个3个月大的宝宝大概需要喂两次奶，每一次需要210~240毫升母乳。因为早晨7点到晚上6点之间，宝宝吃奶的时候可能会吃光两侧乳房当中的奶水，你就需要在工作的时候，事先预备挤出来的母乳。你也可以在晚上9:00~10:00着手准备。

你必须遵循两个挤奶的时间，这个时间段在上午10:00~下午2:30之间。如果挤奶时间比这个时间晚，你的身体就不能分泌足够的乳汁。尤其是当你下午6:00匆匆忙忙赶回家里的时候，情况更是如此。

关于如何合理安排工作和母乳喂养，下面是一些建议。

- 如果可以在家里花上越长的时间确定一个良好的乳汁分泌机制，在返回工作岗位以后，你就会越是容易保持这种分泌状态。大多数的母乳喂养专家所建议的这个时间段是16个星期。

- 从第2周开始，按照我所建议的时间挤奶，在冰箱里储存足够的乳汁。

- 在第2周的时候，把采集的母乳盛在奶瓶中给宝宝晚上喂奶，在你重返工作岗位的时候，可以确保不会出现宝宝不喜欢用奶瓶喝奶的问题。

- 回去工作之前，事先和你的老板好好协商，让你工作的时候有一个安静的地方可以用来挤奶。你也要确定，在把奶水放进公用的冰箱里的时候，同事不会忌讳。

- 一旦你已经习惯于使用重型吸奶器，就可以开始使用轻型、电池带动的吸奶器。用一个单泵吸奶器，你会发现，在挤奶的时候，从一边乳房换到另一边乳房，可以让乳汁更容易流出来。你也可以考虑使用迷你电动吸奶器，那样你可以同时在两侧乳房挤奶。

- 至少在你重回工作返岗位的2周之前，就要确定一个混合的喂养模式。这样可以让你有足够的时间排除可能遇到的困难。

- 一旦你重返工作岗位,很重要的一点就是,要特别注意自己的饮食,晚上要休息好。可取的建议是，在每天晚上9:30的时候继续挤奶，以保持良好的乳汁分泌。同时带好胸垫，准备一件备用的T恤或背心。

从母乳转向奶瓶

不论你进行过多长时间的母乳喂养，好好地计划从母乳喂养过渡到奶瓶喂养这个过程，都是非常重要的。当你计划用多长时间进行母乳喂养的时候，就应该考虑到一旦良好的乳汁分泌机制建立起来，要想取消一餐的喂奶，大概需要使用1周的时间。

举一个例子来说，建立一个良好的母乳分泌机制大概需要6周，但是一旦决定放弃母乳喂养，你至少需要另外5周的时间改掉之前给宝宝喂奶的习惯，并且建立起用奶瓶喂奶的习惯。这条信息对于那些想回去工作的母亲而言非常重要。如果你还没有建立起良好的乳汁分泌机制，就想放弃母乳喂养，你依然需要足够的时间来让宝宝适应用奶瓶喝奶。对于一些宝宝而言，突然失去母乳喂养带来的快乐和舒适感，他们会变得非常不开心。

对母乳喂养不足1个月的母亲，我一般会建议用3~4天的时间来逐渐放弃母乳喂养。对母乳喂养超过1个月的母亲，则最好用5~7天的时间逐渐停止母乳喂养。假定宝宝在晚上已经习惯于用奶瓶来喝奶，下一次应该逐渐停止上午11点的母乳喂养。要想做到这一点，最好的办法是，逐渐减少母乳喂养的时间，而不足的部分用奶瓶喂养来补充。

你的宝宝可以喝下一整瓶奶的时候，母乳喂养就可以停止了。如果你小心谨慎地计划给宝宝断奶时，就从母乳喂养过渡到奶瓶喂养，宝宝将有足够的时间适应奶瓶喂养，你也可以避免患乳腺炎。在乳腺导管因为乳腺充血而堵塞的时候，就会出现这种疾病，这也是在突然断奶的母亲中很常见的一个问题。

我建议在断奶期间，每天早上9:30的时候继续挤奶。挤出来的乳汁量可以显示你的乳汁分泌下降的速度有多快。有些母亲发现，一旦将每天喂奶的次数减少到2次，她们的乳汁分泌会迅速减少。可供观察的迹象有：给宝宝喂奶之后，宝宝变得易怒并且不愿睡觉；或者想要吃的时间比平时长。如果宝宝表现出两个迹象之一，在喂奶之后就要立即用30~60毫升挤出的母乳或者配方奶补充喂养。这可以保证他的睡眠习惯不会因为饥饿而受到影响。

下面的图表说明了哪次母乳喂养需要首先停止。每个阶段都代表停止母乳喂养的一个时间段——3~4天或者5~7天，这取决于你进行了多长时间的母乳喂养。

我在这里奉劝一句，即便是开始断母乳，在宝宝3~4个月的时候，妈妈每天晚上还是应该挤奶（如果宝宝的爸爸或者有其他人代替你用奶瓶来给宝宝喂奶）。这样的做法可以帮助妈妈保持良好的乳汁分泌机制，也可以作为一种大概的尺度，用来衡量她们分泌的乳汁量。我发现，在通常状况下，一位母亲在一个晚上分泌的乳汁大概是她挤出来的乳汁的2倍。到断奶第三阶段，晚上9:30那次挤奶就可以逐渐

喂养时间	早上7:00	上午11:00	下午2:30	晚上6:30	夜里10:00
阶段一	母乳	配方奶	母乳	母乳	挤出的母乳
阶段二	母乳	配方奶	配方奶	母乳	挤出的母乳
阶段三	母乳	配方奶	配方奶	配方奶	挤出的母乳
阶段四	母乳	配方奶	配方奶	配方奶	
阶段五	配方奶	配方奶	配方奶	配方奶	

停止。你可以每天晚上把挤奶的时间缩短3分钟，一直到完全取消。一旦你可以一晚上挤出60毫升的奶水，还能很舒服地度过那个晚上，你就可以彻底停止挤奶了。在每晚最后一次喂奶取消之后，你就应该好好好地关照一下乳房，避免对其施加过度的刺激。你可以泡一个热水澡，让热水没过乳房，这样可以让乳房中残留的奶水缓缓地流出来，同时不会对乳腺产生太大的刺激。

关于奶瓶喂养

如果决定用奶瓶给宝宝喂奶，你需要遵循与母乳喂养一样的规范。唯一的区别是，你可能会发现，在早上7:00喂完奶之后，宝宝能坚持超过3个小时，其他时间的规则是一样的。分次喂奶的方式——也就是说，洗澡前用一侧乳房喂奶，洗澡后用另一侧乳房喂奶——同样的模式也适用于奶瓶喂养。也可以把奶瓶里的奶水分成两小份喂给宝宝。

喂奶的分量和频率

相关卫生部门建议，对于4个月以下的宝宝，应该按照每磅（1磅=0.4536千克）体重喝70毫升奶水来计算；一个体重3.2千克的宝宝每天大概需要510毫升奶水。这只是一个指导原则:如果宝宝比较饿，有些时候可能会多喝30毫升左右的奶水。

如果你的宝宝也是这样，你应该尽量合理安排进餐时间，使其在正常进餐时间能吃得更多一点。所谓的正常进餐时间是指早上7:00、早上10:00或者晚上10:00。如果你让他养成半夜吃奶较多的习惯，就会产生连锁反应——当他醒来时不会感觉到饥饿。然后一个恶性循环就会形成——宝宝会在每天夜里醒来吃奶，因为白天没有吃够。

同样的指导原则也适用于母乳喂养:目的在于让宝宝在早上7:00~晚上11:00的时间段内摄入每天所需的大部分奶水。这样能让他在半夜少吃一点奶，最终达到取消半夜吃奶的目的。

下面的图表是我护理过的一个宝宝在第一个月中的进餐模式。他的出生体重是3.2千克，体重以每周180~240克的速度增长，一个月大时体重就已经超过4千克。通过合理安排就餐（在正常就餐时间多吃一些），他在半夜吃奶的次数越来越少，到了第6周时就能一觉睡到早上6:30了。

时间	早上 7:00	上午 10:00~10:30	下午 2:00~2:30	下午 5:00	晚上 6:15	夜里 10:00~11:00	夜里 2:00~3:00	总量
第一周	90毫升	90毫升	90毫升	60毫升	60毫升	90毫升	90毫升	570毫升
第二周	90毫升	120毫升	90毫升	90毫升	60毫升	120毫升	60毫升	630毫升
第三周	120毫升	120毫升	90毫升	90毫升	90毫升	120毫升	90毫升	720毫升
第四周	150毫升	120毫升	120毫升	90毫升	90毫升	150毫升	60毫升	780毫升

注意:上面图表当中的奶水摄入量是根据特定宝宝的需求所计算出来的。一定要记住，你要遵循图表中所列出的进餐时间，但是也要根据宝宝的具体需要调整喂养的乳汁量。在宝宝的快速生长期，务必要确保首先增加上午7:00、上午10:30以及晚上10:00~11:00之间的奶水摄入。

确立奶瓶喂养习惯

宝宝出生的时候，医院可能会给你提供瓶装奶，也许会给你两个不同的品牌让你选择;这两个品牌都是卫生部门认可的，其组成成分不会有太大区别。这种瓶装奶搭配有奶嘴，奶嘴一般是一次性的，使用之后就可以扔掉。除非奶瓶一直存放在冰箱当中，否则就不需要加热;在室温下就可以直接给宝宝喂养。然而，如果因为一些原因，你决定给奶瓶加热，可以买一个电奶瓶加热器或者把奶瓶放在盛着开水的热水壶当中加热。

绝对不要用微波炉给奶瓶加热，因为微波炉不能够均匀加热，最后可能烫伤宝宝的嘴巴。不论你采用哪一种加热方式，在给宝宝喂奶之前，都要试一下温度。你可以把奶瓶里少量的奶水滴到手腕上试温。奶的温度应该不冷不热,绝对不能太烫。一旦牛奶加热过头，就绝对不要再次加热，因为这样会加速牛奶当中的细菌滋生，这是造成奶瓶喂养宝宝腹泻的一个主要原因。

在医院里，关于奶瓶喂养的建议看起来与母乳喂养一样:“只要宝宝想吃就喂他吃，不论他什么时候想吃，以及他想吃多少。”尽管母乳喂养的时候，建立乳汁分泌规律没有出现问题，很多其他的问题还是有可能会发生。

一个出生时体重3.2千克或者更重的宝宝，在进行奶瓶喂养的时候，可以直接遵循第一周和第二周的作息规范。举个例子，一个体重更轻的宝宝，或许在两次喂奶，或者两次需要进食的时间段里，就不能安静地度过将近3个小时的时间。

如果你一直使用现成的瓶装奶，花费相当不菲。大多数的父母只有在外出或者紧急情况下才会使用这种奶瓶。在你出院之前，至少买两大盒配方奶粉，配方奶粉的品牌要与宝宝在医院里一直喝的瓶装奶一样。要确保购买的配方奶粉适合婴儿。

这个时候，我不再建议预先准备好给宝宝喂奶的奶瓶。食品标准局建议最安全的勾兑奶粉的方法，在把热水冷却到不低于70℃时，开始勾兑。如果你需要预先准备奶，比如夜里给宝宝喂奶或者外出时使用，可以把开水倒进一个保温杯里。当你离开家门的时候，把保温杯带着，同时用干净、消毒过的塑料容器携带适量的奶粉，还要带一个消过毒的干净奶瓶。先冲好奶粉，再把奶瓶冷却下来，给宝宝喂奶。可以购买几盒配方奶，遇到紧急情况的时候就可以使用，但这种奶一般比较昂贵。

卫生与消毒

对于卫生问题需要极度关注:宝宝进餐器具的消毒，以及给他准备或者保存奶瓶过程当中的消毒。

给宝宝存放奶粉以及勾兑好奶粉的地方，一定要保持绝对干净。每天早上，应该用热的肥皂水把厨柜顶端彻底地擦洗一遍，然后把用过的抹布在自来水下仔细地冲洗，再把橱柜的顶端擦一遍，把上面的肥皂沫擦掉，最后用卫生纸和消毒剂擦一遍。

在年龄非常小的宝宝中，细菌感染通常是导致腹泻的一个主要原因。如果严格地按照下面的指导原则去做，就会降低细菌感染的风险。

- 每天将橱柜表面进行彻底清洗，按上面所说的方法。

- 每次给宝宝喂完奶之后，奶嘴和奶瓶都应该放在冷水中彻底冲洗，然后放在一个碗里清洗和消毒。

- 养成清洗和消毒的习惯。选择一个你不是很累、并且可以集中注意力的时候进行消毒工作。大多数的母亲都发现中午12点，也就是宝宝睡午觉的时候，是一个很好的消毒时间。

- 要经常用热水和抗菌肥皂把手彻底洗干净，然后用卫生纸擦干。不要用毛巾，因为毛巾是细菌容易滋生的地方。

- 有一个专门的电热水壶给宝宝烧水勾兑奶粉，这样可以避免有人想沏茶的时候，又把水壶当中的水再烧开一遍。

- 每天应该把电热水壶倒空，冲洗1遍。在把水壶填满水之前，应该将水龙头打开几分钟，将前面的水垢冲干净。
- 把脏的奶瓶放在一个大碗里，放上热的肥皂水。用一把长把的奶瓶刷，仔细地清洗所有的奶瓶、奶瓶盖、奶嘴、瓶口等。要用热水仔细冲洗所有的东西。彻底冲洗装奶瓶、奶嘴的大碗，再把所有的物品都放在里面进行冲洗。这样可以确保所有的物品都被彻底冲洗过。

- 奶瓶消毒器每天都应该冲洗。如果有必要，可以把消毒器上可拆卸的零件拿下来仔细冲洗。然后按照使用说明书，把奶瓶和奶嘴放进消毒器消毒。

给宝宝喂奶

事先准备好所有的物品：一把座椅、一个靠垫、一个围兜、一块棉布。在给宝宝喂奶的时候，很重要的一点就是你要坐得舒适。在宝宝出生早期，我建议所有的妈妈都用一个枕头支撑住手臂，这样在用手抱宝宝的时候，就可以保证宝宝的背部是直的，又有一点倾斜。如果按照图A（50页）所示的姿势抱宝宝，在宝宝吃奶时，就可以减少吞进空气的可能性。如果按照图B所示的姿势给宝宝喂奶，就可能会发生吞进空气的现象。

给宝宝喂奶之前，把奶瓶盖拧松一些。如果奶瓶盖拧得太紧，空气就不能进入奶瓶里，结果就是当宝宝吮吸的时候，无论如何也喝不到奶。

同时保证配方奶不是很热，50~60℃就可以。如果让宝宝习惯喝比较热的配方奶，你就会发现，随着喂奶的进行，配方奶变冷的时候，他就会拒绝再喝。重新给配方奶加热，或者把奶瓶保存在热水里都不可取，最后你可能不得不每次给宝宝喂奶都准备两瓶奶。

在喂奶的时候，你要确保奶瓶倾斜足够的角度，确保奶嘴里面有奶，这样可以避免宝宝吞进太多空气。在停下来给宝宝拍背之前，他想喝多少就让他喝多少。如果宝宝还没有准备好的时候，就尝试着给他拍背，只会让他不开心。有些宝宝会先喝完奶瓶里的大部分，在给他拍背之后，他会休息10~15分钟，再把剩下的奶喝完。在刚出生的那些天里，在喂奶的中间休息一下，这样整个喂奶过程会接近40分钟。宝宝6~8周的时候，可能在20分钟内把奶瓶里的奶全部喝光。

如果你发现，宝宝需要用很长的时间吃奶，或者奶吃到一半就要睡觉，可能是因为奶嘴上面的孔太小了。我发现，我所护理的很多宝宝开始就直接使用中速奶嘴，因为慢速奶嘴实在太慢了。

偶尔也会有这样的情况，有些宝宝在10~15分钟内就把一瓶奶喝完，并且还想喝，这些宝宝通常被叫做饥饿宝宝。真实情况是，这些宝宝只是非常喜欢作出吮吸的动作，并不是真正的饥饿。因为他们的吮吸能力很强，所以他们可以很快就喝完一瓶奶。

用奶瓶喂奶的姿势

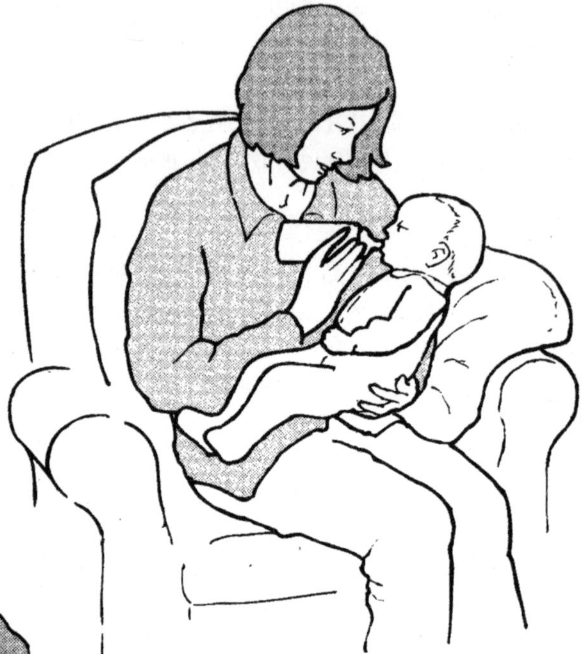

图A：正确的姿势

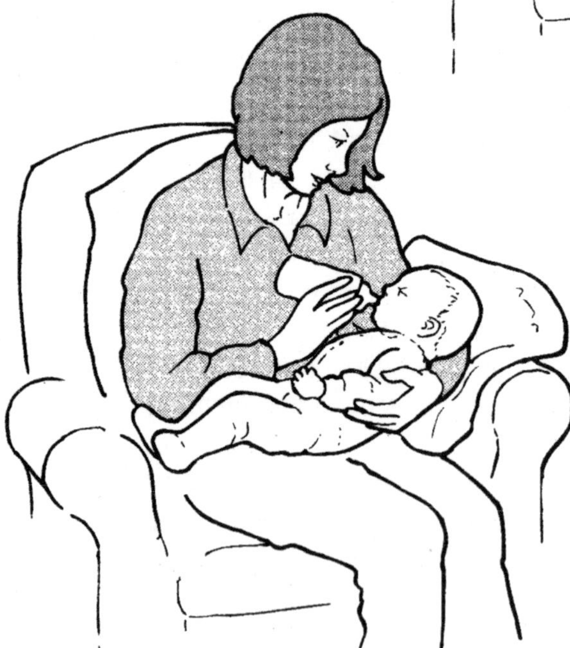

图B：错误的姿势

在他们刚出生时，吮吸并不仅仅只是一种进食手段，也是一种与生俱来的乐趣。如果每次喂奶时，宝宝很快就喝完了一餐的奶水，但是还想要喝；你可以给奶瓶换上一个孔很小的奶嘴，继续让他吮吸一会儿。此外，每次喂奶之后，给他一个玩具奶嘴也可以满足他的吮吸需求。

对于一个用奶瓶来吃奶的宝宝而言，如果喝了超出体重增长所需要的奶量，他的体重很容易迅速增加。尽管每天多喝几十毫升奶并不是一个很大的问题，但是如果宝宝每周体重增加超过240克，最后他一定会超重，达到一个阶段，那就是仅仅喝奶已无法满足他的饥饿感。如果在我所推荐的可以使用固态食品之前的月龄就发生这样的情况，就会产生很多实际的问题。

为了成功地用奶瓶喂奶，你应该遵循如下原则。

- 喂奶之前，检查一下奶瓶盖，保持一定的松弛程度。如果拧得太紧，就会限制奶水的流动，给宝宝的吮吸带来困难。

- 要确保奶水温度适宜，不冷不热就可以，不必太烫。

- 胀气是奶瓶喂养的宝宝一个常见的问题。为了避免这个问题，在开始喂奶之前，你要确保坐姿舒适，同时用正确的姿势抱着宝宝。

- 对于有些非常小的宝宝而言，在用奶瓶喂奶的中间需要让他们休息一下。每次喂奶，你要用接近40分钟的时间喂完一瓶奶。

- 如果你发现总是要在早上7:00把宝宝叫醒吃奶时，他又不是很饿，可以把半夜那一餐的奶水摄入减少30毫升。

- 当宝宝处于快速生长期时，你要确保遵循下文中提及的一些指导原则，这样可以避免宝宝在错误的时候减少乃至放弃某一餐。

奶粉：进食过多

和母乳喂养的宝宝不同，在刚出生的那一段时间，人工喂养的宝宝最常见的问题就是进食过多。对于这种现象，我认为原因在于这些宝宝很快就喝完一瓶奶的时候，他们吮吸的本能需求并未得到充分满足，于是奶嘴被从嘴里拿走的时候他们会哭闹。很多妈妈错误地把这种哭闹解读为他们还没吃饱，就继续用另一瓶奶来喂他。这样一来，一种进食过多的模式迅速形成，这样的习惯会导致宝宝在一周之内体重大幅增长。如果这个问题持续发展，就会出现这样现象:奶水无法满足其食欲，而此时宝宝的月龄还不足以消化固态食物（在6个月以下）。

对于有些宝宝而言，在某些进餐时间，需要额外摄入30毫升奶水，这是正常的现象。但是如果宝宝每天都要额外喝150毫升奶水，每周体重增加幅度超过了240克，就应该引起家长格外注意。当我给宝宝用奶瓶喂奶时，如果他表现出特别喜欢吮吸的迹象，我会在两餐之间给他喝一点凉开水，再给他一个玩具奶嘴，这样也能够满足其吮吸需求。如果你对宝宝进食过多的情况感到担忧，可以和卫生随访员或者医生探讨一下，这很关键。

你问我答

Q 我的胸部小，所以担心分泌的乳汁可能不能满足宝宝的需要。

- 乳汁的分泌情况和乳房的大小根本没有关系。无论乳房形状和大小如何，每一个乳房都会有15~20条乳腺导管，每一条导管都带有成簇的可以制造乳汁的细胞。这些细胞可以合成乳汁，当宝宝吮吸的时候，乳汁就会通过乳腺导管流出来。

- 在宝宝出生早期，你要经常让宝宝吮吸乳房。对大部分的宝宝而言，一天至少要吃8次奶，才能对乳腺施加足够的刺激，促进乳汁的分泌。

- 在把宝宝放到另一侧乳房吃奶之前，要确保他把第一侧乳房当中的乳汁喝光。这样才会出现传递继续分泌更多乳汁的信号，保证宝宝吃到很有营养的后奶。

Q 每一次奶潮来的时候，我的朋友都会很痛苦。有什么方法可以缓解乳腺充血时的痛感呢？

- 经常给宝宝喂奶，白天两餐的间隔不要超过3个小时，夜里两餐的间隔不要超过4~5个小时。

- 在给宝宝喂奶之前，泡一个热水澡，将一块用温水打湿的法兰绒放在胸口，这样可以让乳汁流出来。这个时候也可以用手挤出一点奶，这样等会儿给宝宝喂奶时就能轻松一些。

• 在给宝宝喂奶之后，用一块冰镇的冷毛巾敷一敷乳房，有助于血管收缩，减轻肿胀。

• 找一些甘蓝，把甘蓝的第二层叶子摘下来，放在冰箱里冷冻，在两次喂奶之间，把冷冻过的甘蓝叶子垫在文胸内。

• 在哺乳期间，要穿戴型号合适的哺乳期妇女专用的文胸。确保腋下不要绷得太紧，以免对乳头造成压迫感。

Q 我的很多朋友都因为哺乳带来的疼痛感而放弃了母乳喂养。

• 在宝宝刚出生的那段日子，很多母亲感到疼痛的主要原因就是哺乳姿势不正确，宝宝没有放在乳房下正确的位置。其结果就是，宝宝在哺乳过程中只是不停地嚼着乳头，这样造成了母亲的疼痛感。不仅如此，这种情况也常常会造成乳头出血。当然，宝宝的进餐质量也就谈不上好了。于是一种模式迅速形成了，因为没有吃够，宝宝很快又要吃奶，又会对母亲的乳头造成伤害。

• 在给宝宝喂奶时，要让他的肚皮贴着你的肚皮，确保他的嘴巴张得足够大，那样才可以把乳头及乳晕全部含在嘴里。除了要用正确的姿势抱宝宝，还有一点也很重要，你必须采取舒服的坐姿。理想的座椅是椅背笔直并带有扶手的那种椅子，你可以在抱着宝宝的胳膊下面垫一个靠垫。如果胳膊下面不垫靠垫，就很难保持正确的抱宝宝的姿势。这样的结果就是宝宝会拉扯乳房，进一步地增加你的痛苦。

Q 我的宝宝现在3周大了，有人建议我用两侧乳房喂奶，另一些人又说只用一侧乳房喂奶就足够了，我现在感到非常困惑。

• 用一侧还是两侧乳房喂奶，这取决于你的宝宝。如果他吃完一侧乳房的奶水之后，能愉快地度过3~4个小时，每周体重稳步增加（102页），就证明用一侧乳房喂奶已经足够。

• 如果在喂奶之后2个小时，宝宝又要吃奶，或者夜里醒来的次数超过了一次，你就应该用另一侧的乳房喂奶。你也许会发现，只有在每天晚些时候，当乳汁分泌处于一个较低水平的时候，宝宝才可能需要用两侧乳房吃奶。

- 无论使用一侧还是两侧乳房来喂奶，你通常都应该确保一点，用另一侧乳房喂奶之前要确保宝宝已经吃完了第一侧乳房当中的奶水。要想知道他是否已经喝光一侧乳房中的乳汁，你可以用食指和拇指轻轻挤压乳头周围，看看是否还有奶水。

Q 在哺乳期间，我是否需要回避一定的食物呢？

- 在这个期间，你可以像怀孕期间一样，继续食用丰富多样的健康食品。此外，在两次喂奶之间，你可以吃一些有营养的小零食，以满足身体对营养的需求。

- 保证每天至少摄入180克的家禽肉、精瘦肉或者鱼肉。对于素食主义者而言，应该进食营养含量相当的豆类、豆制品以及米饭等。我也注意到，母亲没有摄入足够的蛋白质的时候，宝宝就会变得更加烦躁不安。

- 有一些研究表明，食用乳制品会导致一些宝宝肠绞痛。如果发现宝宝出现了肠绞痛，比较明智的做法是，可以和卫生随访员或者儿科医师探讨一下，应该如何控制宝宝的乳制品摄入。

- 应该避免使用含有酒精、甜蜜素以及咖啡因的食品。要记住一点，咖啡因并不只是在咖啡里才有，茶、软饮料以及巧克力等也含有咖啡因。我发现所有这些物质都会让宝宝不开心。

- 我护理过的很多宝宝，如果母亲摄入大量的草莓、西红柿、蘑菇、洋葱以及果汁，他们就会变得烦躁易怒。我并不是建议你彻底戒掉这些食物，但是我认为，在宝宝出现腹痛、腹泻、不断放屁、哭泣等现象的时候，你应该将12~16小时之前吃了什么、喝了什么记录下来，以避免再摄入不适合的食物。

- 在世界上其他国家工作的时候，我观察到，当地哺乳期的母亲，所吃的食物比平时要清淡得多，而且不会吃很辣的食物。或许在宝宝刚出生的时候，回避一些含有咖喱的食物是明智的做法。

- 在哺乳期间应该回避酒精，尤其是烈性酒，但是也有一些专家认为，喝一小杯白酒或者一小杯健力士，对于那些晚上很难放松下来的母亲而言，是有好处的。

Q我的宝宝现在2周大了，每次睡醒之后都会叫嚷着要吃奶，可是给他喂奶的时候，吃了不到5分钟就会睡着。2个小时后又会醒来要吃奶，如此这般弄得我筋疲力尽。

- 在给宝宝喂奶之前，你要确保他处于完全清醒的状态。可以把他的被子掀开，从睡衣里面把他的腿亮出来，让他接触一下冷空气，让宝宝自己慢慢醒过来，就可以给他喂奶了。

- 给那些总是昏昏欲睡的宝宝喂奶的时候，要让他保持一种清爽的状态。不要给他穿得太多，室内的温度也不要太高。在你旁边的地板上放一块垫子，一旦宝宝想睡觉，就把他放在上面。如果必要的话，就把他的睡衣脱掉，这样他可以伸个懒腰，踢踢腿。过不了几分钟，宝宝又会因为你把他放在地上而不开心，这个时候可以再把他抱起来，放在同一侧乳房给他喂几分钟奶。你通常需要重复两三次这个过程。一旦宝宝在一侧乳房吃奶的时间到了20分钟，就给他拍拍背，换一下尿布。之后如果他还没有吃光一侧乳房的乳汁，就让他继续吃，或者直接把他换到另一侧乳房喂奶。

- 如果可能，可以让丈夫用挤出来的母乳给宝宝喂晚上那一顿奶。这样，你一天晚上至少可以安稳地睡上几个小时。

Q我儿子现在16周大了，过去2周以来，给他喂奶越来越难。在他11周大的时候，半夜就已经不吃奶了，尽管在晚上喂奶以后就没有再吃过任何东西，他在早上7点钟吃奶的时候依然打不起兴趣，仅仅能够喝进去60毫升。之后他就断断续续地哭泣，一直哭到上午11点再次喂奶的时候。如果在早上11点之前就给他喂奶，他午觉就睡得不好，仅仅睡了1个小时就醒来要吃东西。如果那时给他喂奶，本来应该下午吃的几餐就要推后到更晚的时候。

- 为了让你的儿子在早上7点钟吃奶的时候更有兴趣，你可以试着晚上那一顿给他少喂一些奶。或许一直到宝宝断奶以后、摄入固态食物之前，他在晚上那顿只要吃很少量的奶就可以了，你还是可以尝试着把这一顿喂奶的分量减少到90~120毫升，看看这样能否让他对早上7点钟那一顿更感兴趣。

- 在早上7点钟那一顿进食状况好一些的时候，你就必须在上午11点之前给他吃另一顿。也许在上午10:15的时候可以让他进食了，但是我还是建议在上午11:15或11:30的时候，再给他喂一次奶，以确保午觉睡得更好些。

- 或许你发现了这样的现象，宝宝进入快速成长期的时候，早上进餐很快就能喝完1瓶奶，而且很早就醒来要吃东西。当发生这种情况的时候，我建议你回归到原来的进餐规律，在晚上那一顿给他多吃一点，让宝宝一觉睡到第二天早上7点。

- 也许你需要这样做1周左右的时间，并且在断奶之前，让他吃得更多一些。然而，如果他在早餐的时候开始挑食，就需要再次让他晚上少吃些。

Understanding Your Baby's Sleep

第4章 理解宝宝的睡眠

在育儿过程的诸多事项当中，最容易被家长误解、感到困惑的事，就是宝宝的睡眠。有一种错误的观念，那就是在宝宝出生后的几周之内，所能做的就是吃奶和睡觉。尽管对很多宝宝来说情况确实如此，但是在全英国范围之内，有超过126家儿童睡眠门诊已经证实，许多宝宝并非如此。如果你家里的宝宝属于后者，紧张、急躁，而且难于安顿，请不要着急，因为这并不意味着你的小孩将来就会出现睡眠问题。

在我亲自护理的宝宝当中，绝大多数到了8~12周的时候，就能从晚上一觉睡到早上6:00~7:00了。有些宝宝还没有到8周就可以做到这一点，另一些宝宝即便是到了12周，却依然需要在夜里吃奶。因为我没有接触你的宝宝，所以无法明确地告诉你，他一觉能睡到几点，因为这点受很多因素影响。举个例子，如果你的宝宝是一个早产儿，或者在他出生几周后你才让他遵循一定的作息规范，显然你的宝宝就需要花上更长时间才能做到这一点。

你要记住很重要的一点，在宝宝刚出生的那段日子里，你要达到的目的是让他养成规律的休息习惯。也就是说，宝宝在晚上要睡得好，晚上给他喂完奶之后，安顿他睡下，在夜里仅仅醒来一次，吃完奶后又很快地一觉睡到第二天早上六七点钟。

这一套作息规范就是在不给宝宝造成痛苦的前提下，达到上述的目标；而不是为了在尽可能早的年龄，只让你的宝宝不吃东西就一觉睡到天亮。只要你遵循我在本书当中提出的指导原则，并且根据宝宝的实际需要适当调整书中的作息规范，在他的生理和心理能力所能及的范围，他在夜里会睡得尽可能长。

要做到这一点的关键就在于你要有足够的耐心，你要始终如一地坚持。在宝宝可以遵循我的作息规范之前，你要静待时日。一旦这些作息规范已经确定，你就可以避免经受数月不眠之夜的痛苦，而这是很多家长都曾经经历过的。这些作息规范在成千上万的宝宝和他们的父母身上都发挥了作用，因此对你也会有效。

要想让宝宝出生以后就能一觉睡到天亮，并且拥有一个长期的健康睡眠习惯，你必须遵循的黄金守则就是：从宝宝出院回到家中的那一天开始，就要合理地安排宝宝的饮食。很多育儿书籍和医院工作人员的建议都是，你要按需喂养，无论宝宝想吃多少次奶，想吃多长时间，都要由着他去。你也会被告知，宝宝的一些奇怪的饮食睡眠习惯，其实都是正常的，这些情况在宝宝满3个月之后自然会有所改观。自从1999年我的第一本书出版以后，无数疲惫不堪的母亲给我发来邮件、打来电话，说他们的宝宝在3个月到3岁之间，都有严重的睡眠、进食问题。这样的事实一次次地驳倒了所谓“3个月之后宝宝自然就会形成一种作息规范”的理论。而且，即便宝宝的确在3个月之后形成了作息规范，这种作息规范也未必适合其他家庭成员。

尽管一些专家同意这样的观点，某些宝宝在3个月的时候就可以一觉睡到天亮，但是他们没有强调引导宝宝达到这个目标的重要性。那些不明就里且身心疲惫的妈妈，寄希望于3个月之后会出现奇迹般的改善。但是，如果她们的宝宝没有了解白天和黑夜的区别，没有了解白天短休和晚上长时间休息的区别；如果家长没有了解如何合理安排宝宝的就餐，而这是从宝宝出生第一天就应该了解的东西；这样，奇迹就不会发生。如果你想避免宝宝在夜里每隔几个小时就饿着醒来，就要确保他在白天少吃多餐，这一点很关键。

当我为初为父母的家长提供咨询服务的时候，每天都会接到从医院病房打来的求助电话。求助的内容大致相似，宝宝每次吃奶的时间都长达1个小时。通常在晚上6:00~早上5:00这一时间段，宝宝每2个小时就需要喂一次奶。这些母亲通常被弄得筋疲力尽，乳头也时常会受伤。

当我问起宝宝白天的情况时，得到的回答常常是：宝宝白天一直表现不错，一吃完奶就睡觉，一觉能睡上4个小时或者更长的时间。这些初为父母的家长，总是得到充满矛盾的建议。专家告诉他们，新生儿每天吃奶8~12次是完全正常的。他们也被告知，白天宝宝吃奶的间隔时间里，应该尽量让宝宝睡觉。这样一来，一个白天仅仅吃了4餐或者更少的宝宝，夜里就会多次醒来吃奶，以便补充白天不足的部分，这就不足为奇了。这也是我反对按需喂养的主要原因之一。这种建议没有把一种情况考虑在内，那就是在出生早期的时候，很多宝宝不会主动要求吃奶。

睡眠与按需喂养

按需喂养的方法被一遍一遍地提及，这让初为人母的女性陷入一种误区。她们会认为宝宝一出生就让他遵循一定作息规范，会导致营养摄入不足。并且根据一些专家的说法，还会对宝宝的情感造成伤害。虽然我并不认同老式的4小时喂养方式，因为其无论是用母乳喂养还是用奶瓶喂养都不符合宝宝的天性；但是，我还是认为按需喂养这个概念被使用得太随意了。

非常不幸的是，这种整夜不眠的状况，早在母子二人出院之前就已经形成。因为宝宝白天两餐之间睡了很长时间，必然会在夜里每隔几个小时就醒来。一个恶性循环很快就形成了，因为宝宝在夜里总是醒来，他在白天大多数时间就一直睡觉。很多专家都赞同这样的作息方式，他们认为在进餐方面，应该让宝宝来主导。

正因为这样，对于“宝宝主导喂养”和“按需喂养”这两种说法，某些专家的观点更为激进，他们认为叫醒一个宝宝会对他造成伤害，他们对于我把宝宝叫醒喂奶的建议非常敌视。我在工作中曾经护理过很多对双胞胎及早产儿，正是这些经历让我觉得这些专家的观点完全是无稽之谈。我观察到，在医院护理这些宝宝的时候，医院的员工已经有规律地给这些宝宝进餐了。因为这些娇小的、昏昏欲睡的小生命需要依靠少吃多餐来维持，所以医护人员通常不敢让这些宝宝在两餐之间睡太长时间，那样会冒很大风险。这样的经历对于我在日后制定出安心宝宝作息规范有很大帮助。恰恰与很多人所反映的相反，我的这些规律并不是说不给宝宝吃东西，而是为了确保他们吃得足够。正如我提到的那样，我亲自护理过由于脱水而濒临死亡的宝宝，之所以会出现这样的情况，就是因为他们自己不会主动要求摄入足够的乳汁。这进一步让我确信，相对于定时把宝宝叫醒给他喂奶，按需喂养将宝宝置于更大的风险之中。

母乳分泌基于供需机制，也就是说，母亲的乳腺会根据宝宝的需求分泌相应的乳汁量。在几周之内，那些按需喂养的宝宝吃奶的方式开始发生变化，不仅在夜里需要每2个小时吃一次奶，在白天也开始这样。这是因为前面2~3周的喂奶方式，已经影响了母体乳汁的分泌。因为宝宝如此频繁地吃奶，所以不可避免的情况就是宝宝吃着吃着就睡着了。这样常常导致很多宝宝产生长期的睡眠问题。

经过数月的不眠之夜和筋疲力尽的白天，宝宝依然需要2~3个小时就吃一次奶，很多父母开始求助于医生，带着宝宝看睡眠门诊，或者买一些如何让宝宝一觉睡到天亮的书来看，最后得到的结论是发现他们从一开始就走进了误区。宝宝不能好好睡觉的真正原因在于，宝宝产生了错误的睡眠联想，他们把睡觉与吃奶、抱起来摇摇或者拍拍等事情联系在一起。

你的宝宝睡得怎么样，与他吃得怎么样以及他的睡眠联想密切相关。为了鼓励宝宝养成健康的睡眠习惯，有一点非常重要，你不仅要合理安排宝宝的进餐，还要理解他的睡眠节律，以便从一开始就确立正确的睡眠联想。

在有些情况下，你不太可能严格按照书中的作息规范来做，这时理解睡眠节律也会帮助你适当调整作息规范，以适应宝宝的个性需求。

宝宝的睡眠节律

大多数主流专家都持有这样的观点，新生儿在刚出生的几周之内，每天大概需要睡16小时。这16个小时又可以划分为长睡时段和短休时段。宝宝在出生早期，其睡眠状况在很大程度上与其少吃多餐的进食特征联系在一起。每一次给他喂奶、拍背、换尿布，都要花上足足1个小时的时间，之后他会很快沉睡过去。如果宝宝进餐状况良好，通常状况下他会一觉睡到下一次吃奶的时候。因此，在一天24小时之内，宝宝会吃奶6~8次，每次吃奶所用时间都在45分钟到1个小时，这样一来，宝宝每天的睡眠时间恰好是16个小时。

然而，在3~4周的时候，宝宝的精神状态越来越好，吃奶后并不会立刻入睡。正是在这个时候，问题开始出现，错误的睡眠联想也开始形成。心存焦虑的父母都会认为，宝宝一吃完奶就应该立即睡觉，于是他们开始借助种种手段让宝宝入睡，包括喂奶、轻摇、使用安抚奶嘴等。可是家长没有意识到，在这个年龄阶段，宝宝不同睡眠层次之间的界限开始变得更加分明。

像大人一样，宝宝会从浅层次睡眠进入做梦的睡眠阶段，也就是通常所说的快速眼动睡眠，此后会进入深层次睡眠。宝宝的睡眠周期比成人短得多，大概只有45分钟到1个小时。在进入浅层次睡眠时，有些宝宝只会稍有躁动，另一些则会完全醒来。

如果宝宝因为饥饿而醒，就不会出现什么问题。然而，如果刚刚吃奶1个小时之后他无法入睡，家长开始使用上文所说的手段哄他入睡，在接下来的几个月里就会出现实际的问题。

最近的研究表明，夜里宝宝处于浅层次睡眠和清醒状态的次数一样多。通常状况下这并无大碍，只有一些睡眠状况不佳的宝宝无法重新进入深层次睡眠，因为他们已经习惯在别人协助的前提下入睡。

要想让宝宝在很小的时候就养成良好的睡眠习惯，就得尽量避免给他造成错误的睡眠联想。我的作息规范经过合理的安排，可以让宝宝吃得很好，也不会过于疲惫，更不会让他产生错误的睡眠联想。

关于睡眠的作息规范

一旦宝宝恢复了出生时的体重，并且开始稳定增长，你就可以把他晚上的睡觉时间确定在晚上6:30~7:00，并且让他直接睡过晚上9:00的就餐时间，在晚上10:00左右喂奶一次，逐渐把这一餐推后到晚上10:30。也正是在这个阶段，宝宝晚上吃过一次奶，应该可以坚持更长的时间。如果宝宝晚上进食状况良好，在晚上11:00~11:30就睡下了，就可能一直睡到凌晨2:00~3:00。当然，要达到这样的效果，前提是家长以恰当的方式把宝宝叫醒，并且在最后一餐确保宝宝吃好。有必要花些时间来给他喂奶，以确保宝宝夜里睡得时间长一点。

确定良好的睡眠规律，从而让宝宝在晚上7:00~10:00点之间睡得很好，在很大程度上可以决定他需要多久做到一觉睡到天亮。如果宝宝在晚上6:00点那餐吃得很好，在晚7:00~10:00之间睡得很好，宝宝就会精神抖擞地醒过来，好好地吃一顿。然而，确定有规律的作息规范，还有其他的影响因素。最主要的因素就是你要合理安排宝宝白天的进餐和睡眠，让他在下午5:00~6:15之间好好吃一顿；在白天里保持清醒，这样宝宝在晚上7:00就愿意睡觉。

我接到很多家长的电话和邮件，他们不得不在夜里费力地安顿宝宝睡觉。当一种夜里不断起来吃奶的进餐模式形成的时候，大多数情况下都会产生连锁反应，导致宝宝在晚上最后一顿的时候不够饿。他们会在凌晨1:00或者4:00~5:00饥肠辘辘地醒来。

只有宝宝晚餐吃好、晚上6:30~7:00之间入睡的前提下，这种休息模式才能够确立。举个例子，如果你让宝宝在下午睡了很长时间，即使他吃得再好，在晚上7:00也不会想睡觉。

宝宝夜里能否睡好，在很大程度上取决于白天发生了什么。一旦他的体重稳定增加，就意味着宝宝正在健康成长。随着宝宝不断长大，每一餐摄入的食物量也在增加，在两餐之间逐渐可以坚持更长的时间。理想的状况是，在晚上7:00和10:00的两餐之间，以及每天最后一餐和午夜后的几餐之间的间隔时间可以延长。

这样的效果未必能自然而然地发生，这是我们作息规范中最艰难的一个环节：在白天遵循我推荐的时间表，把宝宝叫醒喂奶。如果宝宝在白天可以有规律地进餐，你会发现这样的现象，随着宝宝不断长大，他在夜里需要摄入的食物量开始减少，相应地白天摄入的食物量就会增加。

无论何时，你都要尽量在早上7:00开始安排一天的事情。遵循我的作息规范所建议的时间，确保宝宝在每一餐都吃好，让他在白天就餐的短暂间隙保持清醒状态。这样有助于将作息规范确立下来，让宝宝在晚上7:00就安稳地睡下。你要记住一条，如果宝宝在晚上7:00那一餐吃得很好，之后又能很好地睡到后一餐，在最后一餐之后，他就可能睡上更长的时间。当然，要达到这种效果，前提是在叫醒他进餐的时候，让宝宝保持完全清醒的状态，并且要让他吃好。

因为很小的婴儿很容易变得过度疲劳，所以要在晚上6:00之前让他睡觉。如果宝宝在白天短休时间睡得不是很好，就要把晚上休息的时间提前一点。在给宝宝洗澡的过程中，要保持环境的安静，洗澡后尽量避免和宝宝有眼神接触，也不要和他谈话，以避免对他造成过度刺激，让他再度兴奋。在快喂完奶的时候，要尽量在安静并且灯光较暗的屋子里面，这样就能很快把宝宝安顿下来，让他好好睡觉。

这个过程会十分辛苦，但是，很多和我交流过的家长都认为，那些天的艰苦付出是值得的，因为他们的宝宝晚上睡觉的时间越来越长。最后，宝宝居然不可思议地一觉睡到第二天早上7:00。

关于宝宝的早醒问题

我总是认为，宝宝是否会早醒，在很大程度上取决于出生后一年之内的经历。为了避免出现这样的问题，要让他在比较昏暗的房间睡觉，在早上7:00之前就喂奶，这个过程要像夜间喂奶一样，保持安静祥和的气氛。妈妈要从容地完成这个过程，不要和他说话或者有眼神接触，以免过度刺激他。喂奶之后可以再度安顿他睡觉，让他睡到早上7:00。如果他在早上6:00~6:30之间就醒来，就让他在床上一直躺到7:30。

这种方法对于我曾经护理过的数百个宝宝都有效果，宝宝能一觉睡到天亮。当然，一些宝宝会在早上5:00~6:00之间醒来，依依呀呀一会儿或者唱一会儿歌，然后又睡过去了。

自从这本书第一版问世以来，我和数以千计的家长交流过，他们的宝宝都出现了早醒的问题，并且一个更深层次的原因变得更加明显。这些家长共有的特点就是，他们没有遵循我的建议，让宝宝自然地醒来。大多数人承认，宝宝白天睡觉的时候，只要他们一醒来，爸爸妈妈就立即把宝宝抱起来。这样过了一段时间，也就难怪宝宝在早上醒来，第一件事就想要被人抱起来。

在8~12周之间，大多数宝宝白天短休醒来后并不是立刻就要吃东西。最好先让他们在婴儿床上躺一小会儿。我确信，只要按照下面的指导原则去做，宝宝就不太可能早醒。

- 研究表明，处于黑暗环境的时候，大脑中的化学物质起着不同的作用，在为睡眠做着准备工作。从6个月开始，当宝宝在自己的婴儿房睡觉的时候，你要仔细检查，确保窗帘的两边和顶端以及门的周围没有缝隙。宝宝处于浅层次睡眠的时候，即便最细的光线也会让他完全醒来。你可以为宝宝的婴儿房安装上遮光帘，这是完全物有所值的投资，因为从宝宝6个月开始，一直会睡在这个房间里。
- 在宝宝满6个月之前，莫洛反射（惊吓反射）会非常强烈。对于某些宝宝而言，这种反射在刚出生的那段日子会特别明显。如果宝宝吓坏了，比如突然听见很大的声音，或者把他放下的时候动作太重太快，他的手脚就会急剧摆动。正是基于这种原因，这种现象常常称为惊吓反射。

随着时间一周周过去，宝宝变得越来越放松，莫洛反射出现的次数越来越少。这种反应会持续7~8个月，才会彻底消失。我曾经观察到，很多宝宝半夜处于浅层次睡眠的时候，被子踢掉的时候，会不停地把脚蹬来蹬去。

正是因为这样，我认为，在莫洛反射完全消失之前，每天晚上都应该把宝宝的被子掖好，这一点非常重要。应该把被单和毛巾横盖在宝宝身上，把两个卷好的手巾塞在床的栏杆和床垫之间。对于想要爬出小床的宝宝，可以采用一个较轻的睡袋，不超过0.5tog（译者注：tog是衡量被褥、衣物保暖性的单位，其值越高，保暖性越强）的睡袋都是合适的，在使用睡袋的时候，要在里面垫上一个棉布床单。

- 不要试图减少宝宝午夜的那一餐，通过这样的方式来让他一觉睡到天亮。那餐宝宝想吃多少就让他吃多少，确保宝宝安稳地睡到第二天早上7:00。在一段时间之内，宝宝有规律地一觉睡到早上7:00。只有在早上7:00那餐宝宝不能好好吃奶时，才可以考虑减少午夜那一餐的奶量。

- 如果宝宝在早上5:00~6:00要吃奶，要像在夜里一样给他吃。在光线很暗的房间里喂他，并且尽快完成，避免眼神接触或与他谈话。只有在确实需要的情况下，才给宝宝更换尿布。

- 在宝宝适应固态食物之前，不要取消每天晚上的一餐。如果宝宝摄入固态食物之前，就进入快速生长期，这一餐应该让他多吃一点，以防早上因为饥饿而醒来。

你问我答

Q 刚出生的宝宝每天睡多少个小时才比较合适？

- 这取决于宝宝的体重及其是否为早产儿。大多数宝宝每天大概需要16个小时的睡眠，这个睡眠时间又分为短时间睡眠时段和长时间睡眠时段。
- 体重较轻的宝宝和早产儿需要较多的睡眠，他们在两餐之间也更容易打瞌睡。

- 体重较大的宝宝，每天能够保持1个小时左右的清醒时间，并且一天之内至少有一次睡觉的时间可以达到4~5个小时。

- 在满1个月之后，大多数吃睡状况良好、体重稳定增加的宝宝，两餐之间睡觉的时间可以延长到5~6个小时。

Q怎么才能确保宝宝睡觉的较长时段发生在晚上，而不是白天？

- 你可以遵循我的作息规范，每天早上7点钟之前就让宝宝起床。这样，在晚上11点钟之前，你就有足够的时间让宝宝完成全天的进餐任务。

- 在早7:00到晚7:00之间，尽量让宝宝保持6~8个小时的清醒时间。

- 尽可能确保宝宝每天有2个小时的时间参加集体活动。一旦在早7:00到晚7:00之间，宝宝有整整8个小时的清醒时间，他在夜里的睡觉时间就可能长一些。

- 要让宝宝明白睡觉时间和清醒时间的区别。在刚刚出生的那几周，尽可能确保宝宝在安静的地方睡觉。

- 在早7:00到晚7:00的任何两餐之间，不要和宝宝说太多的话，或者有过多的眼神接触，否则会对宝宝施加过度的刺激，让他过于兴奋。

Q我很想遵循你的作息规范，但是大多数时候，吃完奶之后，我4周大的宝宝最多只能清醒1个小时。我是不是该尽量让他醒着的时间长一点？

- 如果宝宝进餐状况良好，体重稳定增加，在夜里两餐之间也睡得很好，在白天醒着的时候很精神，就不必担心，他只是一个爱睡觉的宝宝而已。

- 如果宝宝一夜醒来的次数超过2次，或者即使晚上那顿吃得非常好，醒着的时间还是超过1个小时，你在白天就要多刺激他活动，让他多消耗一些精力。
- 在给宝宝喂晚上那一餐的时候，一定要保持安静。一般而言，未满3个月的宝宝在吃这一顿的时候，至少需要保持45分钟的清醒状态。如果宝宝这时处于困倦状态，最有可能的结果就是他会在凌晨两三点钟醒来折腾你。

- 如果你已按照我的作息规范，合理安排宝宝7:00~11:00的进餐和睡觉，这个时期宝宝的睡觉时间开始减少是正常的现象。

Q 你的作息规范看起来太过严格。我的宝宝现在4周大，如果我在他清醒的时候带他出去散步，而他在童车里睡着了，这是否意味着他睡得太多了？

- 在宝宝刚出生的几个月里，能否适应我的作息规范，在很大程度上取决于进餐所花费的时间。

- 在两个月的时候，对于大部分宝宝而言，一次进餐之后就能坚持更长时间，吃奶的速度也会更快。这个时候，如果带他外出，就会轻松一些。

- 在刚出生的2个月里，如果你总是在宝宝睡觉的时候带他外出，到了8周大的时候，当你用汽车或者童车带他出行时，宝宝就可以保持更长时间的清醒状态。

Q 我的宝宝4周大，最近总是晚上9点钟就突然醒来。给他喂奶之后，在凌晨1:00~5:00之间他会醒来两次。我尝试着哄他哄到晚上10:30，但是那个时候宝宝又太过于疲倦，也吃不好奶。因为凌晨5点钟起床实在太早了，这种情况我应该如何应对？

- 在宝宝满1个月左右的时候，浅层次睡眠和深层次睡眠的界线开始分明起来。我发现，在晚上9点钟左右，大多数宝宝都会进入一种浅层次的睡眠状态，所以宝宝睡觉的时候，要尽量保证卧室周围环境的安静。

- 晚上6点钟吃完奶之后，母乳喂养的宝宝或许需要喝一杯挤出的母乳。

- 如果你需要在晚上9:00给宝宝喂奶，可以用一侧乳房喂他吃奶，或者给他喝一些配方奶之后，重新安顿他睡下，尽量把10:30那一餐推后到11:30。那样，他在11:30那一餐就可以吃饱些，让他坚持到凌晨3:30再吃下一餐。

- 你也可以把一餐分为两次喂他。晚上9:30给他喂完奶之后，先别让他睡觉，等到10:30再给他喂一次奶。

Q我总是需要在晚上把10周大的宝宝叫醒喂奶，但是每次喂奶他都只能喝90~120毫升，凌晨4:00又醒来要吃奶。我是否可以把晚上最后那一餐取消，看他能否坚持到凌晨4点再吃下一餐?

- 我并不建议把这一顿取消，因为这意味着宝宝要在凌晨1:00~5:00之间起来吃两次奶，这实际上是说宝宝还要在夜里醒来两次。我通常发现，在取消晚上最后那一餐之前，最好的方法是让他睡到第二天早上7:00，再喂他一些固态食物。当然，这种做法适合宝宝6个月大的时候。

- 要确认宝宝的被子是否掖好，通常处于浅层次睡眠的时候，如果宝宝的毛毯没有盖好，到处滚动，就足以让他完全清醒过来。（5页上面有关给宝宝掖好被子的建议）如果宝宝没有踢被子，我就会等上5~10分钟再去看他，给他喝点水。如果喝完水就没事了，宝宝会在白天再吃晚上没吃够的部分。在这个年龄段，如果宝宝每天摄入的奶量越来越多，会引起连锁反应，导致晚上不想吃奶。如果宝宝喝完水还是安静不下来，我会让他好好吃一顿，几周之后再尝试着给他喝水。

- 为了让宝宝在晚上最后一餐吃得多一些、晚上睡得时间久一些，你可以把这餐分成两次来喂。为了让这种方法很好地发挥作用，你应该在晚上9:45左右把宝宝叫醒，让他晚上10点钟那一餐的时候，处于完全清醒的状态。这一餐他想吃多少就吃多少，然后把宝宝放在地板上的垫子上，让他好好折腾一会儿。在晚上11:00的时候，你应该把宝宝带到卧室，给他换尿布，再喂他一次奶。如果你用奶瓶喂奶，我建议喂第二次的时候重新冲调奶粉。

Establishing the Contented Little Baby Routines

第5章 确立安心宝贝的作息规范

安心宝贝作息规范中，1周岁之前喂奶和睡眠的时间变动了10次。这是为了确保每个宝宝的需求都能得到合理的满足。在尝试作息规范之前，你要仔细阅读关于喂奶和睡眠的章节。这会帮助你最大限度地发挥作息规范的作用，宝宝也可以快乐成长，拥有良好的吃奶和睡眠状态。

宝宝出生后，在恢复出生时的体重并且两餐之间坚持较长时间之前，你要遵循书中关于新生儿的内容。之后，你就可以转入第一种作息规范。慢慢地，随着两餐时间间隔的进一步延长，你就可以采用下一种作息规范了。如果宝宝还不能适应与其年龄段搭配的作息规范，你也不用担心，只需坚持宝宝比较满意的那种规范。要继续留意相关迹象，比如宝宝很满意，两餐之间间隔得更久，可以更长时间地保持清醒状态。如果有上述迹象，你就可以放心地转入下一种作息规范。

对于比较大的宝宝，如果形成了一定的进餐和睡眠习惯，而你想让他遵循某种作息规范，就需要仔细察看相关作息规范，选择一个与其既有习惯最为接近的作息规范。在一段时间之后，如果宝宝可以愉快地进餐或者吃奶，你就可以放心地转入下一个作息规范。可以慢慢尝试不同的作息规范，选择出与宝宝月龄相适应的那一种。

关于喂奶问题

宝宝醒着的大部分时间都在吃奶。为了避免夜间进食过度，良好的白天进餐规律就显得尤为重要。正如我说过的那样，为了保证奶水供应充足，宝宝生下来后应该少吃多餐。安心宝贝作息规范之所以成功，就在于要求把宝宝叫醒之后喂奶，而不是让他在两次喂奶之间等上好长时间。我建议，最好在宝宝早期就确立3个小时进餐一次的习惯。这3个小时的计算方式，是从上一次喂奶开始到下一次喂奶开始的时间。当然，如果在书中建议的时间之前宝宝就想吃奶，我认为还是应该让他吃。但是，如果吃奶后还是发生这样的情况，你就需要寻找相关的原因。

只有出现下面的情况，我才会建议延长两餐之间的时间间隔：宝宝恢复了出生时的体重，并且稳定增加（102页），两餐之间可以很愉快地度过较长时间。如果早点合理安排喂奶次数，事情就绝不会发展到这一步——宝宝必须用哭声让你知道他饿了。因为你已经提前了解宝宝对奶水的需求。

刚开始的时候，你要把宝宝的进餐、睡眠以及集体活动时间区分开来。在给他喂奶的时候，如果你说话太多，或是施加了过度的刺激，宝宝可能喝了一点奶水后就失去了兴趣，随后难以入睡。这样的结果可能就是：只有给他喂奶，才能让他入睡。长此以往，就会导致某些睡眠问题。同时你要注意，给宝宝喂奶的时候，不要长时间打电话。

在宝宝很小的时候，你要特别留意抱他的姿势，正确的姿势可以让宝宝很舒服地进餐。为了确保正确的哺乳姿势，你可以向有经验的哺乳顾问请教。如果你坐在摇椅上喂奶，不要情不自禁地轻轻摇晃，这样会让宝宝认为睡眠的时间已经到了。如果吃奶的时候宝宝就困了，进餐质量就会受到影响，导致此后不久又要吃奶。爱打瞌睡的宝宝在吃过奶之后可能会吐出一部分。

安心宝贝进餐规范的目的就在于，在宝宝奶水摄入量增加的时候，你能安排好宝宝白天吃奶和睡眠的时间。这就意味着，在宝宝身体和精神状况允许的前提下，最长的睡眠时段是在夜里而不是白天。

关于睡眠问题

足够的睡眠对于宝宝的身体和智力发育非常重要。睡眠时间不足，会导致宝宝爱吵闹、爱动，也会导致身体上的不适。经常犯困的宝宝吃奶的效率不高，睡眠质量也不是很好。我曾经提到，在宝宝出生早期，他们最多只能清醒2个小时左右，之后就会犯困。如果宝宝清醒了2个多小时，就会很困，下一次短休时间将延长。这就产生了一个连锁效果，导致接下来的作息规律被打乱，影响晚上的睡眠质量。因此，你要合理控制宝宝的清醒时间，这样喂奶和睡眠时间就不会出错。在宝宝出生的早期，喂奶之后，有时宝宝只能清醒1个小时，其他一些宝宝则需要更多睡眠，这是很正常的现象。

判断一个宝宝是否贪睡，只要看看他夜里的睡眠情况就可以了。如果宝宝白天每一次的清醒时间只有1个小时，晚上睡眠状况却很好，夜里可以很快地吃奶、入睡，这种宝宝实际上需要更多的睡眠。只要你为他创造相应的条件，就可以保持更长时间的清醒状态。无论何时，你都要把他安排在安静的房间里短休；在宝宝清醒的时候，可以把他安排在一个光线充足、可以与人共处的嘈杂环境中；这样你就可以知道宝宝最长的清醒时间。通过这样的对比，你就可以帮助宝宝了解什么时候应该睡觉，什么时候应该玩耍。

如果宝宝白天的清醒时间只能达到1个小时，夜里却能清醒好几个小时，他可能是把白天和夜晚弄颠倒了。你可以缩短宝宝白天的睡眠时间，这是很有效的方式。宝宝通过联想来学习，因此，从出生的第一天起，就要培养他正确的联想，让他把喂奶、玩耍、抱抱、睡眠区分开来。

你也会发现，在一天的有些时间段，宝宝会兴高采烈地保持2个小时清醒状态，其他一些时间宝宝清醒1个小时后就困了。在出生早期，这是非常正常的现象。因此，我才会说宝宝最多能够清醒2个小时，而不是说他们必然会清醒2个小时。

以下的指导原则，结合相应的作息规范，会有助于你的宝宝养成健康的睡眠习惯。

- 在白天喂奶之后，让宝宝清醒一小会儿。
- 临近傍晚时，不要让宝宝睡得太久。
- 下午3:15之后，不要再给宝宝喂奶，否则会推后下一次喂奶的时间。
- 每天晚上都要遵循相同的作息规范。宝宝即将入睡时，不要让客人去打扰。
- 不要让宝宝太疲惫；至少留出1个小时，让他洗澡、吃奶，并放松下来。
- 洗澡之后，不要过度刺激宝宝，也不要和他玩耍。
- 不要用臂弯摇着宝宝入睡；在宝宝入睡之前，把他放在小床上，让他自己入睡。
- 如果你是用安抚奶嘴哄宝宝入睡，在把他放到床上之前，要把安抚奶嘴拿掉。

• 如果宝宝在吃奶时就睡着了，把他放到床上之前，要轻轻叫醒他。

关于玩耍问题

所有宝宝都喜欢有人抱着，有人和他们说话，有人给他们唱歌。相关的研究也表明，即使很小的宝宝也喜欢简单的图书以及有趣的玩具。如果你的宝宝喜欢这些东西，在合适的时候就可以让他摆弄一会。在他醒来吃过奶1个小时左右的时间里，可以给他一些书和玩具。在短休前20分钟，不要和宝宝玩耍，也不要对他施加过度的刺激。你可以想象一下，自己刚要入睡时，有人走进房间大声笑着，并且和你开玩笑，你会作何感想。你肯定会很不高兴。同样，宝宝入睡前也需要安静的时间，你不能违背这一点。

你要特别花心思考虑一下宝宝的床头玩具。把玩具和书籍进行分类，分成清醒时玩耍和睡前玩耍两类。音乐床铃、鲜艳的游戏毯以及黑白相间的床头书，都可以很好地激发宝宝的兴趣，让他在短时间里就能集中注意力；在与人共处的时候，带有简单物体和脸孔图像的明信片和画报非常有用。只有在与人在一起时，才可以使用这些玩具。在宝宝快要睡觉的时候，只需给他两三件刺激性不是很强的玩具就可以了。

宝宝只能短时间地集中注意力。在与他人相处的时候，如果有人不停地和他说话，或者不同的人来回抱他，就会对他施加过度的刺激。你要留意宝宝的表现，衡量他对外界刺激的承受能力，这一点很重要。无论宝宝年龄多么小，都要鼓励他自己玩一会儿，让他自由活动。当他们被人放在游戏垫或者小床上的时候，宝宝可以更自由地活动，因为这样可以随意地到处乱动；而被人抱着的时候，宝宝却不能这样做。

关于抱宝宝

宝宝需要经常被人抱，但你要在宝宝需要抱的时候才抱他，而不是你想抱就抱。宝宝的生长需要能量，因而，不要过多抚弄他娇小的身体，使宝宝筋疲力尽。尽管所有的宝宝都需要亲情的滋润，但他们毕竟不是玩具。宝宝玩耍时抱着他和睡觉前抱着是不一样的，你要把两种情况区分开来。睡前的拥抱应是身体上的亲近。在喂奶时，你要注意不要让他在怀抱里睡着，这一点很重要。在宝宝清醒1个小时并且吃过奶之后，他会很开心地自己玩一段时间。如果宝宝玩耍的时候，你不断地抱他，宝宝可能不会有任何反应，尽管一般情况下抱着他会有助于让他入睡。在宝宝睡觉之前，如果你抱着他，不要和他说话，也不要有眼神接触，因为这样会对他施加过度刺激，使其过度疲劳，难以入睡。在这样的时刻，你只需尽情地享受安详和温馨的母子亲情。

乳汁喂养的时间把握

出生之后的几周，无论是母乳喂养还是人工喂养，很少有宝宝能养成严格的4小时进餐规律。安心宝贝进餐规范的目标，就是要保证所有宝宝的不同需求都能得到满足。这就是为什么我建议宝宝刚出生那一段时间要每3个小时喂一次奶的原因。只有当宝宝体重恢复到出生时的水平，并且稳步增长的时候，才能延长两次喂奶的间隔（102页）。

出生后的两周，如果宝宝体重恢复到出生时的水平，并且超过了3.2千克，两餐的时间间隔就可以达到3~4个小时。当然，要达到这样程度，前提是他在我的作息规范建议的时间内进餐状况良好。如果宝宝出生早期，你就合理规划进餐方式，就可以做到每3小时喂一次奶，有时还可以每4小时喂一次。如果你是根据我的作息规范安排喂奶的次数，就应安排在上午10:00到下午2:00，以及晚上7:00到早上7:00之间。这就意味着，如果宝宝下午6:00吃过奶了，晚上10:00还会吃一次；凌晨2:00~3:00左右吃奶之后，就可以坚持到早上5:00~7:00。

你要注意，两次喂奶之间的3小时间隔是这样计算的：从上次喂奶开始到下次喂奶开始。如果早上7:00就给宝宝喂过奶，下一次喂奶时间就应该在上午10:00。但是，如果你感觉宝宝在下一次喂奶时间到来之前就饿了，还是应该喂奶。但是，我还是建议你找出宝宝在规定的时间内无法饱餐的根本原因。如果是母乳喂养，就延长他在另一侧乳房吃奶的时间；如果是吃奶粉的宝宝，有时候你要多给他喝一些奶水。

在第2~第4周，大部分宝宝的体重都会稳定增加（102页），他们在吃完奶之后，能坚持更长时间，——通常可以达到4.5~5个小时。如果你合理安排了宝宝的进食，他吃奶的时间就会自然而然地契合相应的时间点，也就是晚11:00~早7:00。

如果宝宝一直遵循着按需喂养的模式，并且你正致力于将其置于一种作息规范当中，我建议你查看一下书中关于出生早期的作息规范，选择其中与宝宝的进餐模式最接近的一种。例如，9周大的宝宝也许需要遵循2~4周的时间安排。当他可以愉快地接受这种作息规范之后，你应该在7~10天之内，采用接下来的两种作息规范。在12周时，如果宝宝遵循着相应年龄的作息规范吃奶，他应该很愉快地接受这种安排。要达到让他一觉睡到天亮的程度还需要一段时间，但是更重要的是，你要做到在为期几周的时间内，使他每天夜里只需吃一次奶，并逐渐延长宝宝最后一次吃奶后的睡眠时间。如果宝宝夜里睡眠的时间开始延长，你就要留心安排喂奶的次数，这一点很重要。因为，有的时候可能会出差错，尤其是你严格执行一定作息规范的时候。你要记住，安心宝贝进餐模式的关键点在于灵活。千万不要在宝宝体力不支的情况下，强迫他在两餐之间保持清醒状态。

下面节选了一位妈妈的日记，她记录了5周大的宝宝差不多每隔4小时喂奶一次的状况。日记证明，一旦不严格遵照4小时进餐模式，很快就会出现差错。

周二	凌晨3:00	早上7:00	上午11:00	下午3:00	晚上7:00	夜里11:00
周三	凌晨3:00	早上7:00	上午11:00	下午3:00	晚上7:00	夜里11:00
周四	凌晨4:00	早上8:00	上午12:00	下午4:00	晚上8:00	夜里12:00
周五	凌晨5:00	早上9:00	下午1:00	下午5:00	晚上9:00	夜里11:00
周六	凌晨2:00	早上6:00	上午10:00	下午2:00	晚上6:00	夜里10:00
周日	凌晨2:00	早上6:00	上午10:00	下午2:00	晚上6:00	夜里10:00

这位妈妈意识到喂奶模式出现了差错，于是就在周五夜里11:00把宝宝叫醒，想让喂养模式遵循一定规律。但是，她并没有取得相应的效果，因为宝宝晚上9:00的时候已经吃得很饱了，晚上11:00一点儿也不饿，导致那一顿进餐效果不佳。宝宝又不得不在凌晨2:00醒来饱餐一顿，结果恰恰与正常夜间喂奶的安排背道而驰。即使晚上9:00那一餐宝宝吃奶吃得很少，也安然入睡了；可是仅仅睡了2个小时就被叫醒，也会很难让他足够清醒，因而无法好好吃奶。

正如我以前提到的那样，如果想让宝宝遵守一定的作息规范，最简单的方法就是早上7:00叫他起床。如果他睡到早上5:00~6:00，在7:00~7:30的时候就应该给他加餐一次。这样可以让他的进餐和睡眠都遵循一定的规律，也可以确保晚上7:00按时上床睡觉。

只要身体状况允许，下面的建议可以保证宝宝一觉睡到天亮，同时为固态食物的摄入和缩减奶水摄入量做好准备。

理解进餐时间规范

早上6:00～7:00的喂奶

- 由于宝宝夜间喂奶的时间不同，他可能会在早上6:00~7:00醒来，但无论如何，早上7:00都要把他叫醒。你要记住，要想让他一觉睡到天亮，关键在于：身体状况允许，食量增加，每天的奶水摄入是在早上7:00~晚上11:00之间。

- 无论宝宝是用母乳喂养还是人工喂养，遵循良好作息习惯的唯一方法是早上7:00把他叫醒，开始一天的生活。如果宝宝一觉睡到天亮，这一餐会是他吃得最多的一顿。

- 处于快速生长期的时候，母乳喂养的宝宝吃奶的时间应该相应延长，以确保不断增长的需求得到满足。如果你一直以来都在挤奶，可以每次少挤30毫升，先保证宝宝的营养需求。如果还没有开始挤奶，你可以依然按照相应年龄的进餐规范给宝宝喂奶；但在宝宝白天短休之前，必须给他喂一顿加餐。这样做1周左右，就会有助于增加乳汁分泌。如果宝宝短休质量很好，并且不会惦记下一次吃奶，就说明你的奶水已经增加了。如果奶水增加，你就可以逐渐缩短给宝宝加餐的时间，直到恢复最开始的进餐计划。对于喝奶粉的宝宝而言，如果其进餐状况良好，就可以多喂他30毫升奶水。

6~7个月

- 如果他早餐吃的是麦片、水果或者是面包片，并且吃得很饱，你的目标就应该立足于缩减奶水摄入量。尽量把奶水分为两份摄入，一部分让他喝下，一部分掺在麦片中。在摄入固态食物之前，让他先喝完150~180毫升奶水。

- 如果你还是用母乳喂养，就需要慢慢减少宝宝在第一侧乳房吃奶的时间，然后喂他一些固态食物；最后用另一侧乳房给他喂一会儿奶。你要留意，不要让宝宝吃太多固态食物，以免影响对奶水的食欲。

- 宝宝一天依然至少需要摄入600毫升奶水，包括麦片或者其他食物所含的奶水，可以分成3~4次喂给他。

10个月之前

- 如果宝宝喝奶粉，尽量鼓励他用水杯。这一餐先让他喝一些奶水。宝宝喝下了150~180毫升奶水之后，可以让他吃一些麦片，再把剩下的奶水喝完。

- 宝宝每餐至少要喝180~240毫升奶水，这些奶水可以分两种形式，一种盛在水杯里，一种混在麦片当中。

- 如果你还是用母乳喂宝宝，可以先让他在第一侧乳房吃奶，然后喂他吃固态食物，接着用另一侧乳房给他喂奶。

- 宝宝一天至少需要500毫升奶水，包括饭和早餐麦片中添加的奶水，这些奶水可以分2~3次喂给他。

上午10:00~11:00

- 在出生后几周，大部分早上6:00~7:00吃过奶的宝宝，会在上午10:00左右醒来吃奶。即使他不想喝奶，也要把他叫醒。这样做是为了保证宝宝白天的进餐遵循一定规律。这样在夜里11:00到早上7:00之间，他只需醒来一次，吃奶之后继续睡去。

- 在很小的时候，很多宝宝，在白天两次喂奶之间都会心满意足地睡上4~5个小时。这通常在很短时间之内造成宝宝多次起床吃奶，因为他试图弥补白天的营养需求。这样的状况也可能让宝宝处于脱水的风险之中。

- 在宝宝刚出生那几周，如果白天喂奶次数太少，对母乳喂养的妈妈来说，不利于乳汁分泌。而夜里多次喂奶，则让妈妈很疲惫，使乳汁分泌进一步减少。

- 宝宝6周左右，如果早上7:00吃过奶，他也许可以坚持较长时间。上午10:00那一次喂奶可以慢慢地推迟到10:30。但是，如果宝宝早上5:00~6:00吃过奶，7:30又加餐一次，也许上午10:00还要给他们喂一次奶。

- 如果宝宝能一觉睡到天亮，或是夜里吃奶很少，在早上6:45~7:00之间，他的奶水摄入量应该是一天当中最多的一次。如果吃奶状况良好，他会愉快地坚持到上午11:00再吃。如果他不想吃奶而你硬要喂，就不会有太好的效果，只会造成午睡质量不高。同时也会产生连锁反应，使其后的吃奶和短休时间提前，让他在早上6:00或更早就醒来。

- 对于处于快速生长期的宝宝，这次喂奶是下一次即将增量的一餐。

6~7个月

- 如果宝宝已经开始吃早餐，你可以把喂奶时间延后，在上午11:30~12:00。这是以后一日三餐的模式。在这个阶段就应该用果汁和温开水代替奶水，当然，果汁和水应该盛放在水杯中给他喝。

- 运用递进式进餐模式，宝宝可以逐渐减少奶水摄入量，增加固态食物摄入。

- 有些宝宝奶水摄入量不会减少。如果你发现自己的宝宝就是其中之一，请参照193页的相关建议。

7个月之前

- 当宝宝可以摄入均衡的固态食物（包括蛋白质午餐）时，你就可以用一杯温开水或者稀释的果汁代替奶水。奶粉和蛋白质食物如果同时摄入，会减少身体对铁元素的吸收，最多时减少幅度可以达到50%。

- 在给宝宝喝饮品之前，先让他把大部分固态食物吃完，这样他肚子里面就不会全是水。

下午2:30

- 在刚出生的那几个月，这次喂奶要少一点。这样，宝宝在下午5:00~6:15吃奶时就会吃得很好。如果他午觉没有睡好，你就要提前喂奶，下午2:30再加餐一次。如果由于某种原因，宝宝上午10:00进餐质量不高，或者是此次喂奶时间提前，就要相应增加此次的奶水摄入，这样宝宝每天奶水摄入量就会维持不变。

- 如果宝宝很饿，每次喂奶都能喝空奶瓶，在不影响下次吃奶的前提下，这次可以让他饱餐一顿。

- 对于母乳喂养的宝宝而言，如果他不能愉快地等到下一次喂奶，这次就让他吃得时间长一点。

8个月之前

- 如果宝宝每日三餐可以摄入足量的固态食物，午餐时用稀释的果汁或凉开水代替奶水，午餐可以让他多吃一点，以便摄入足够的奶水。

- 但是，如果宝宝白天最后一次吃奶的量减少，我建议这一餐依旧要少喂，在麦片和其他食物中添加乳品，弥补其每日需求。

在这个阶段，宝宝每天至少要摄入500~600毫升奶水，包含麦片和其他食物当中添加的乳品。

9~12个月

- 对于用奶瓶喝奶的宝宝而言，这个阶段应把奶水盛放在水杯里面让他喝，自然而然地减少他的奶水摄入量。

- 如果情况并非如此，宝宝对早上或晚间的喂奶失去了兴趣，你可以适当减少这一餐的奶水摄入量。如果他一天能喝下500~600毫升奶水（包括做饭或是麦片中添加的乳品），也摄入了丰富而均衡的固态食物，这次喂奶就可以取消。
- 在年满1岁时，宝宝每天至少需要摄入350毫升奶水，包括麦片以及其他食物当中所添加的乳品。

晚上6:00~7:00

- 要想宝宝在晚上7:00~10:00入睡，这次喂奶得让他吃好。

- 下午3:15以后不要给宝宝喂奶，因为这样会影响他下一餐的胃口。

- 在宝宝刚出生那几周，这一餐应该分作下午5:00和6:15两次来喂。这样当你给他洗澡时，就不会忙乱。如果宝宝连续两周都能一觉睡到天亮，下午5:00点就可以不用喂奶。如果情况并非如此，我不会建议停止分次喂奶，因为下午6:15奶水摄入量过多，宝宝最后一餐就会吃得较少，进而造成早醒。我照顾过的许多宝宝，一直到他们摄入固态食物之前，我都采用分次喂奶的方式，保证他们白天摄入足够奶水。如果你下午5:00不给他喂奶，在洗澡之后，却让他饱餐一顿，宝宝最后一餐的奶水摄入量就会大幅消减，导致宝宝早醒。

- 对于晚上7:00还无法入睡的宝宝，你可以用挤出的母乳给他加餐一次。因为这个时候你的母乳分泌水平会很低。

4~5个月

- 如果宝宝很早就开始摄入固态食物，你要让他先喝下大部分奶水，再吃固态食物。因为在这个年龄段，奶水依旧是最重要的营养源。

- 在这个年龄段，大部分宝宝都能吃光妈妈一侧乳房中的奶水或一瓶冲好的奶粉。

- 如果宝宝已着手断奶，并且这一餐时显得很困倦；你也觉得让他喝完所有奶水再摄入一定量固态食物比较困难，就要调整一下进餐的时间。在下午5:30，先让他喝下2/3的奶水，再让他吃一些固态食物，把洗澡的时间推迟到晚上6:25。在洗澡之后，让他喝完剩余的奶水。如果你用奶瓶喂奶，建议准备两个奶瓶，随时保证奶水的新鲜程度。

- 母乳喂养的宝宝在5个月大以后，正处于断奶阶段。如果他在晚上10:30之前醒来，可能是这一次喂奶没有吃好。在下午5:30，你可以先让他吃完一侧乳房中的奶水，再吃一些固态食物；在晚上6:15，先给他洗澡，再用母乳或者配方奶给他加餐一次。对于还没有断奶的宝宝，在下午5:00~6:15之间，可能仍需要分次喂奶，直到宝宝适应固态食物为止。

6~7个月

- 大部分宝宝在下午5:00都要吃一些茶点，再饱餐一顿奶水。一旦他已经适应固态食物，夜里不再吃奶，你可能会发现宝宝开始出现早醒。如果出现这种情况，我建议你用挤出的奶水给他加餐一次，确保宝宝晚上7:00准时入睡，并一觉睡到天亮。

10~12个月

- 在宝宝10个月大时，要鼓励他用水杯喝奶，这样到1周岁时，就能很愉快地用水杯喝完所有奶水。

- 满1周岁时,用奶瓶喂奶的宝宝应该用水杯来喝完所有的奶水。超过1周岁的宝宝，如果继续用奶瓶喂奶，更容易出现饮食问题，因为他们会继续大量摄入奶水，削弱对固态食物的欲望。

每日最后一餐

- 我强烈建议那些母乳喂养的妈妈，在出生二周内，用挤出的母乳或是冲好的配方奶喂养他们的宝宝。这样，有助于让丈夫或者是其他护理人员分担你的喂奶任务。

- 这样也有助于避免在稍后可能出现的宝宝拒绝使用奶瓶的问题,这种问题很常见。

- 不满3个月且完全用母乳喂养的宝宝，如果在凌晨2:00~3:00醒来，并且夜里不吃奶也无法坚持较长时间，可能是这一餐他没有吃好。因为每天这个时候，母乳分泌常常处于低谷。

- 如果你用挤出的母乳或者是冲好的配方奶来给他加餐，而不是完全用奶瓶来代替这一餐的母乳喂养，你要保证宝宝吃完了乳房的奶水后，再给他加餐，这一点非常重要。

- 如果用奶瓶喂奶，你就更容易判断宝宝这一餐是否吃饱。在迅速成长期，如果你一直在增加宝宝每天的奶水摄入量，这一餐的奶水摄入量可能就不会超过180毫升。有些出生时体重达4.5千克的宝宝，在这个阶段可能需要摄入更多的奶水，直到他们适应固态食物为止。

- 你可以参照第46页的内容，计算一下宝宝每天需要摄入多少奶粉，再参考第47页关于安排喂奶时间的建议。

3~4个月

- 如果宝宝至少连续两周都能一觉睡到早上7:00，你就可以每隔3天把这一餐提前10分钟，直到宝宝从晚上10:00点睡到早上6:45~7:00。

- 如果宝宝完全用母乳喂养，夜里用挤出的母乳加餐，但依然出现早醒现象，你可以和卫生随访员探讨一下，看这一餐是否可以用冲好的配方奶代替母乳。大部分喝配方奶的宝宝一次要喝210~240毫升，一天喝4~5次。

- 喝配方奶的宝宝，如果在这个月龄段睡眠质量不佳，睡前餐可能要多喂一些。即便这样可能导致其次日早上奶水摄入量减少，让他多喝一些也是有好处的。

- 有些宝宝在3~4个月时，就不想吃每日最后一餐了。如果他一天四餐吃奶状况良好，卫生随访员对其体重增加情况也很满意，你可以取消这次喂奶。但是，如果你发现宝宝又开始早醒，醒后10分钟还不能入睡，你就应该断定他饿了，需要喂奶。你必须重启夜间的喂奶，直到宝宝断奶并开始摄入固态食物。

- 如果宝宝在夜里醒来两次（例如凌晨2:00和5:00），或者不到凌晨5:00就醒来，可以尝试在晚上9:45把他叫醒喂奶。你可以通过换尿布或者让他在垫子上活动一会，使他完全清醒。要把所有的灯都打开，在晚上10:00之前给他喂奶。尽量让宝宝在晚上11:00之前保持清醒，也可以通过换尿布或者游戏（选择一种你在晚上9:45没有做过的方法）达到这个目的。在晚上11:00睡觉之前，给宝宝加餐一次。在这次喂奶时，让宝宝较长时间保持清醒，并且把最后一餐分成两次，就可以使他在夜里只醒来一次。一旦这种模式固定下来，宝宝夜里也能睡较长时间，你就可以慢慢地把最后一餐向前推到晚上10:55甚至10:00。

4~7个月

- 在这个年龄段，如果早上7:00到晚上11:00摄入一天所需的奶水，大多数宝宝就可以在最后一餐后一觉睡到天亮。

- 在断奶之前，完全母乳喂养的宝宝一觉一般睡到凌晨5:00。

- 如果宝宝已经断奶，并且一天三顿的固态食物已确定下来，最后一餐的奶水摄入量自然而然就会减少。这取决于6~7个月的宝宝每餐可以吃多少固态食物。如果宝宝在6个月之前已经断母乳，到这个年龄段，你会发现可以轻松而迅速地取消这次喂奶。在未满6个月时，如果宝宝没有开始摄入固态食物，他依然需要这次喂奶，一直到第7个月摄入固态食物为止。宝宝7个月大时，如果白天获取了足够的奶水和固态食物，应该慢慢减少这一餐的奶水摄入量，进而逐渐取消这次喂奶。

凌晨2:00~3:00

- 宝宝出生后一周内应该少吃多餐。如果他醒来，你不妨假定他饿了，给他喂一些奶。

- 刚出生的宝宝，白天两次喂奶的间隔不要长于3个小时，晚上不要长于4个小时。3个小时间隔的计算方式，是上一次喂奶开始到下一次喂奶开始的间隔时间。

- 如果宝宝恢复了出生时的体重，就可以采用第2周到第4周的作息规范。如果他在晚上10:00~11:00吃奶状况良好，就能睡到凌晨2:00点左右。

4~6周

- 每周体重适度增长的宝宝（参照102页），只要做到以下两点，大部分宝宝在夜里两餐之间就能坚持更长的时间。
  （1）在早上7:00~晚上11:00之间摄入每日所需的奶水，每日喂奶5次。
  （2）在早上7:00~晚上7:00之间，睡眠时间不超过4.5小时。

6~8周

- 如果宝宝体重每周都能适度增加，尽管每天最后一餐进餐状况良好，还是会在凌晨2:00~3:00醒来，可以喂他一些温开水，使其入睡。但如果这样不起作用，就需要喂他奶水。同时，建议你参照196页相关内容，查找一下宝宝夜里无法长时间睡眠的原因。

- 如果宝宝无法入睡，可能在凌晨5:00左右再次醒来，你可以让他饱餐一顿，在早上7:00~7:30之间再给他加餐一次。这会使他在接下来的一天内吃睡都有一定规律。

- 宝宝常常会睡到凌晨5:00左右，你可以用一周左右的时间慢慢使其睡眠时间延长到早上7:00。在这个阶段，如果早上7:00~7:30之间，你给他加餐了一次，但并未让他吃饱，宝宝可能支撑不到上午10:45~11:00那次喂奶。你需要在上午10:00把那一餐一半的奶水量喂给他，在上午10:45~11:00之间，再让他吃完剩下的奶水。在午间短休之前，再给他加餐一次，以确保其不会早醒。

3~4个月

- 这个年龄段的宝宝，如果每天早上6:00或7:00到晚10:00或11:00之间摄入了当天所需的奶水量，不论他们是母乳喂养还是喝奶粉，都可以在夜里睡很长时间。
- 在早上7:00~晚7:00之间，宝宝睡眠的时间不应超过3小时。

- 如果宝宝总在凌晨4:00~5:00之前醒来，拒绝温开水，不给他喂奶就难以入睡，你可以把他的详细吃奶时间、分量以及白天短休时间记录下来，以备参考之用。早上7:00那一餐吃奶量减少的宝宝，一般会习惯性醒来，而不是被饿醒。

- 有些母乳喂养的宝宝最后一餐没有吃够，就真正需要在夜里喂奶。如果你没有这样做，可以考虑一下用挤出的母乳或者奶粉给他加餐，或者干脆用奶粉来代替最后一餐。

- 不论母乳喂养还是人工喂养，只要宝宝体重增加正常，你也确信他是习惯性醒来；如果他不愿意喝温开水，就先等上15~20分钟再去看他。有些宝宝会哭闹一会儿，接着又睡着了。

- 这个年龄段的宝宝可能会因为踢被子而醒来。如果发生这样的情况，可以用两条卷好的毛巾，塞在床垫和栏杆之间的空隙中，把床单掖紧。

4~5个月

如果宝宝已经5个月大，还是会在夜里醒来，或许你需要坚持原有的作息规范，密切留意喂奶时间和白天睡眠时间的关系。如果有迹象表明宝宝可以断奶，你可以咨询一下卫生随访员或者医生，看看能否提前断奶。一般的建议是，在宝宝6个月开始断奶(请参照第15章相关细节)。

宝宝第一年喂奶时刻表

年龄	时间
2~4周	凌晨2:00~3:00 早上6:00~7:00 上午10:00~10:30 下午2:00~2:30 下午5:00 下午6:00~6:30 晚上10:00~11:00
4~6周	凌晨3:00~4:00 早上6:00~7:00 上午10:30~11:00 下午2:00~2:30 下午5:00 下午6:00~6:30 晚上10:00~11:00
6~8周	凌晨4:00~5:00 早上7:30 上午10:45~11:00 下午2:00~2:30 下午6:00~6:30晚上10:00~11:00
8~10周	凌晨5:00~6:00 早上7:30 上午11:00 下午2:00~2:30 下午6:00~6:30晚上10:00~11:00
10~12周	早上7:00 上午11:00 下午2:00~2:30 下午6:00~6:30 晚上10:00~11:00

年龄	时间				
3~4个月	早上7:00	上午11:00	下午2:00~2:30	下午6:00~6:30	晚上10:00~10:30
4~5个月	早上7:00	上午11:00	下午2:00~2:30	下午6:00~6:30	晚上10:00
5~6个月	早上7:00	上午11:30	下午2:00~2:30	下午6:00~6:30	
6~7个月	早上7:00	下午2:00~2:30	下午6:00~6:30		
7~8个月	早上7:00	下午2:00~2:30	下午6:00~6:30		
8~9个月	早上7:00	下午2:00~2:30	下午6:00~6:30		
9~10个月	早上7:00	下午5:00	下午6:30~7:00		
10~12个月	早上7:00	下午5:00	下午6:30~7:00		

白天的休息时间安排

安心宝贝作息规范的全部目标就是，保证喂奶的时间与宝宝日常的睡眠需求相契合。白天吃奶状况不好的宝宝，白天的睡眠质量也不会好；保证夜间睡眠质量的关键在于合理分配白天的睡眠时间。白天睡眠时间太长会导致夜醒，睡眠太少则会造成其过度疲惫、烦躁不安，使其很难入睡，最后弄得宝宝筋疲力尽时才被动地入睡。

在运用这些作息规范时，记住很重要的一点，就是它们可以帮助你做出判断，在宝宝短休之前，可以让他保持多长时间的清醒状态。我强调过，在出生早期，大多数宝宝都可以愉快地保持最多两个小时的清醒状态，之后他就需要短休。我并不是说，他们清醒的时间一定可以达到2个小时。我只是强调，如果你不想让宝宝过度疲惫，就不要让他的清醒时间超过2个小时。在刚出生的时候，如果你发现宝宝只能保持1~1.5小时的清醒状态，也不要过于担心，宝宝只是需要更多的睡眠而已。随着一天天长大，宝宝清醒的时间会越来越长。

当然，如果宝宝白天只能保持1个小时的清醒状态，晚上却达到几个小时，情况就大为不同了。要想避免这种状况，你就要尽量让他白天清醒的时间更长一些。相关细节建议请参照本书64页。

短休的重要性

婴儿睡眠专家马克·韦斯布鲁斯（参照本书174页）曾经研究了200多个宝宝的短休习惯。他认为，短休是一种健康的习惯，可以为充足睡眠打下良好基础。他也解释道，短休能让宝宝在受到刺激之后得到休息，补充精力。查尔斯·斯卡夫博士是新泽西州题纳克镇菲尔林·迪金森大学的教授，他对这一观点表示赞同。他说道：“短休可以让一天变得有条不紊，这对宝宝和妈妈的情绪都有好处，也为妈妈提供了放松或者做家务的唯一机会。”

婴儿护理领域的几位权威专家都认为，短休对于宝宝大脑发育非常关键。约翰・赫曼博士是婴儿睡眠专家，也是德克萨斯大学心理学和精神病学副教授。他认为："如果宝宝因活动影响了睡眠，就是一种错误的做法。父母们应该着重于合理安排宝宝的进餐和休息。"对这种观点我深表赞同。

在3~4个月的时候，如果宝宝白天睡眠时间不超过3个小时，且被划分成两次或者三次短休，大部分宝宝在夜里就能睡足12个小时（晚上10:00睡前喂一次奶）。如果你希望宝宝从晚上7:00~7:30一直睡到次日早上7:00~7:30，就需要合理分配短休时间，将最长时间的短休安排在中午，上午和下午各安排一次更短时间的休息。如果让宝宝上午的短休时间长一点，下午的短休时间短一点，这样做可能一时很方便，但长远看会造成一些问题。

如果宝宝开始缩减白天的睡眠时间，最有可能的是减少傍晚的短休时间。这样一来白天最长时间的短休就会出现在上午。其连锁反应就是，傍晚之前宝宝会很困，需要晚上6:30之前休息，进而导致宝宝早上6:00左右就醒来。如果你让他傍晚时休息了一会，晚上7:00~7:30，你面临的问题就是宝宝难以入睡。

理解睡眠时间安排

上午短休

早上起床大约2个小时后，大部分宝宝都想要短休。这次短休通常很短，在45分钟~1小时左右。6~9个月大的宝宝，这次短休可以缩短到30分钟，也就是接近上午10:00的时候就醒了。9~12个月大的宝宝，多半会减少这次短休时间，或者是上午压根不再短休。有些8个月大的宝宝就已经取消了上午短休；另一些宝宝，直到18个月大才会取消这次短休。如果宝宝很长时间才能入睡；并且预计30~45分钟的短休，只睡了10~15分钟，你就该明白宝宝上午已经不需要短休了。其他一些显著的迹象也能说明上午短休可以缩短或者取消。比如宝宝在午睡、夜间或是早晨开始早醒，之前这些时候的睡眠质量却很高。如果宝宝上午短休时不愿意睡觉，并且连续几周都能愉快地坚持到午间短休，上午的短休就可以彻底取消。上午短休时间只要过了30~45分钟，必须把他叫醒，即便他只睡了10分钟。如果宝宝的睡眠超过了这个长度，你就很难知道是否可以取消这次短休。也会导致我从前提到过的问题，即午间短休时间过短。

6周的时候

在养成合理的睡眠习惯之前，如有可能，要确保宝宝在安静房间里进行上午的短休。

如果白天的作息规范已经确立，在你出门的时候，宝宝就可以时不时地在童车或者汽车座椅上短休；但是，要记住一点，45分钟之后依然要把宝宝叫醒。

如果宝宝早上7:00醒来，上午9:30就可能需要30分钟的短休。如果发现他只睡了15分钟就能愉快地坚持到午间短休，就可以取消这次短休。如果他早上8:00才醒，上午不需要短休也能支持到午睡时间。

午间短休

午间短休应该是白天最长时间的睡眠。建立良好的午间睡眠习惯，就能保证宝宝精力旺盛地享受下午的活动，晚上睡觉精神放松、心情舒畅。最近的研究显示，在中午和下午2:00点之间的短休，比稍晚的短休睡眠层次更深，更有助于恢复精力。因为这一时间段和宝宝与生俱来的精神状态节律相吻合。正如我以前所说的，宝宝上午短休时间过长，午休时间过短，会对接下来的睡眠带来负面影响，导致宝宝早醒。

大部分宝宝的午休需要2~2.5小时，在1.5~2岁之间，午间短休可以逐渐缩短到1~1.5小时。3岁时，宝宝午餐后不再需要短休，但是依然应该鼓励宝宝在房间安静地待一会。否则傍晚时他会非常活跃，从而影响夜里睡眠。

6周以上

如果宝宝上午睡足了45分钟，午间短休2小时后就应该把他叫醒。如果由于某种原因，宝宝上午短休时间过短，可以让他午休2.5小时。如果宝宝夜间睡眠出现问题，就不要让他白天的睡眠时间过长，因为这是错误的做法。

在宝宝刚出生的时候，午间短休有时会出现问题，他可能不愿意入睡。当然，这会导致宝宝不能愉快地度过下午1:00~4:00的时间。我认为，要解决这个问题，最好的办法就是在下午2:30喂奶之后，让他睡上30分钟；在下午4:30再让他休息30分钟。这样可以避免宝宝过度疲惫和烦躁不安，让一切都有规律可循。这样一来，宝宝在晚上7:00就可以安然入睡。你可以参照本书202页更深入的建议。

6个月

如果宝宝已经适应一日三餐的进餐模式，就可以把上午短休时间安排在上午9:00~9:30；午间短休可以安排到中午12:30~下午2:30之间。如果宝宝午间短休只睡了不到2个小时，回忆一下，上午短休是否超过了30分钟。

12个月以上

如果宝宝午间短休难以入睡，或者只睡1~1.5小时就醒来了，就必须适当减少上午的短休时间，或者彻底取消上午短休。要想让宝宝晚上7:00安然入睡，就不能让他午间睡眠超过下午2:30。

傍晚短休

傍晚短休是3次短休中时间最短的一次，也是应该最先取消的短休。要让宝宝学会在床以外的其他地方入睡，这一点很重要。这样可以让你的时间变灵活，使你可以外出活动。傍晚短休应该尽量安排在下午5:00，这能确保宝宝在洗澡和睡眠时处于较好状态。这样可以产生一定的连锁反应，使宝宝在晚上7:00安然入睡（因为他不会过度疲惫），让你在夜间叫他吃奶时显得更轻松。在宝宝刚出生的那段时间，如果下午2:00喂奶之后宝宝非常疲惫，可以让他放松20分钟，在下午4:40~5:00之间安排他在童车或者宝宝椅上面休息一会。

3个月以上

要想让宝宝晚上7:00按时入睡，傍晚短休就不能超过45分钟；在下午5:00之前，无论宝宝睡了多久，都要把他叫醒。如果另外两次短休质量很好，大部分宝宝都会慢慢缩短傍晚短休时间，直到将其完全取消。如果由于某种原因，午间短休时间缩短，在傍晚就应该让他短休一会，但要保证其睡眠总量不超过月龄所需。

作息规范的调整

从出生到6个月

在过去几年里，我尝试过许多不同的作息规范，毫无例外地发现，宝宝最愿意接受早上7:00~晚上7:00的日常作息安排。因为它符合婴幼儿的自然睡眠节律，也符合少食多餐的需求。我会奉劝父母，只要时机合适，就要坚持使用最初的作息规范。如果宝宝年满6个月，一天要喂奶4~5次，所需的睡眠开始减少；你就可以在不影响他吃睡需求的前提下，对作息规范进行一定的调整。

在宝宝年满6个月之后，在制定作息规范时，要注意以下几点。

- 在宝宝刚出生那几周，为了避免他夜里多次醒来，必须在半夜之前至少喂他5次奶。只有在每天早上6:00或7:00就开启一天日程的前提下，你才能做到这一点。

- 在刚出生的几个星期，早上8:00~晚上8:00的作息规范，意味着半夜到早上7:00之间要给宝宝喂奶两次。

6个月以上

从6个月开始，如果宝宝开始摄入固态食物，你也取消了每天最后一次喂奶，会更容易调整作息规范。如果宝宝能正常睡到早上7:00，你就可以调整一下，让他睡到7:30~8:00，从而把其余的安排都依次延后。当然，宝宝晚上的休息也会被延后。

如果想让他睡得晚一点，却依然想晚上7:00就躺在床上，你可以尝试下面的做法。

• 适当缩短上午的短休时间，让宝宝在中午12:00~12:30就进入午间短休。

• 午间短休不要超过2个小时，同时取消傍晚的短休。

户外活动

在刚出生的几个星期里，大部分宝宝，只要一放进汽车或童车，他们就会睡着。如有可能，尽量在宝宝的短休时间里外出购物，这样他的作息规范就不会被打乱。如果宝宝已快满8周，已经习惯某种作息规范，就可以增加外出时间，而不必非要在他睡着的时候外出。

如果你打算拜访朋友，可以把拜访安排在作息规范的框架之内，在上午9:00~10:00或下午1:00~2:00动身。这样在到达目的地的时候，就到了喂奶的时间，宝宝也已经醒了。你也可以把返回的时间定在下午4:00~5:00或者晚上7:00点以后。你应该把所有的进餐和睡眠都做系统安排。

不同月龄宝宝每日休息安排见下表

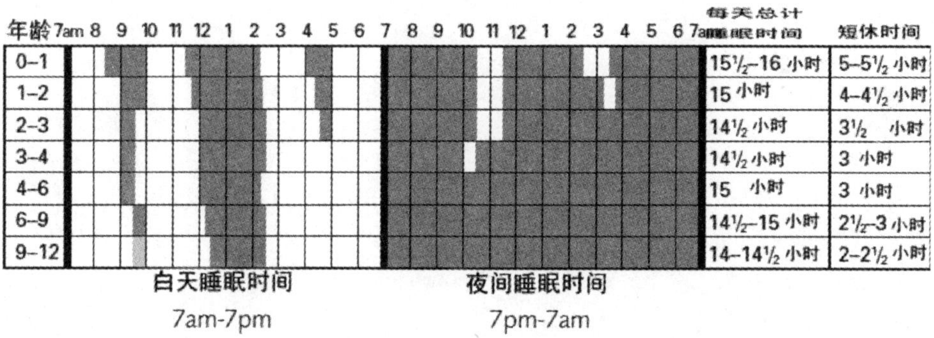

重要建议

美国婴儿死亡研究基金会以及英国卫生部的最近建议是，宝宝6个月大之前，所有的睡眠都应该和家长在一个房间里。他们推荐最安全的卧具就是婴儿床或睡篮；宝宝睡眠时，你应该经常探视。床上只要留着必备的被褥就可以，宝宝睡觉的时候，不要把玩具、纱布或者带子等留在床上，这样才能保证他在最安全的状态下睡眠。专家建议，对非常小的宝宝而言，在家里，汽车座椅并不是理想的睡眠之地。在长途旅行时，更应该小心照料座椅上的宝宝，你应定时停车，让宝宝呼吸一下新鲜空气，给他喂奶。

值得注意的是，这些建议只适合6个月内的宝宝。6个月以后，可以把宝宝放回他的房间休息。宝宝6个月大之前，必须改变他洗澡后和睡眠前的各种安排，你要在宝宝睡眠之前就把他的寝室安排妥当。当你带他进婴儿房的时候,尽量保持安静。根据婴儿死亡研究基金会的建议，一辆带垫子的童车就是一个不错的选择。(贯穿全书始终，在宝宝6个月以前的所有作息规范之中，我都把他睡觉的地方称为“床”，事实上它可以是婴儿车、童车、小床，或者是任何宝宝睡觉的地方)

把宝宝安置在童车中睡觉,也需要遵循一样的规范。在把宝宝放在童车休息时，你可以让他的脚抵在车的底端，把被单和毛毯都掖好，这样宝宝就不会把这些东西撑开。请参照本书第5页、209页，或者登陆安心宝贝网站www.contentedbaby.com，看一下应该如何处理这种状况。

婴儿死亡研究基金会的研究认为：在白天和晚上的时段，宝宝在楼下睡着时，父母总会因某些事情离开房间一会儿。他们表示，只要这样的时间不是太长，就是可以接受的。如果你对此有疑虑，可以和卫生随访员或者医生探讨。

这些新的指导原则意味着，新的作息规范的建立需要花上更长时间。但是请放心，这样坚持的结果，最终会让宝宝养成良好的睡眠习惯，使他一觉睡到天亮。

Weeks One to Two

第6章

宝宝出生第1~第2周

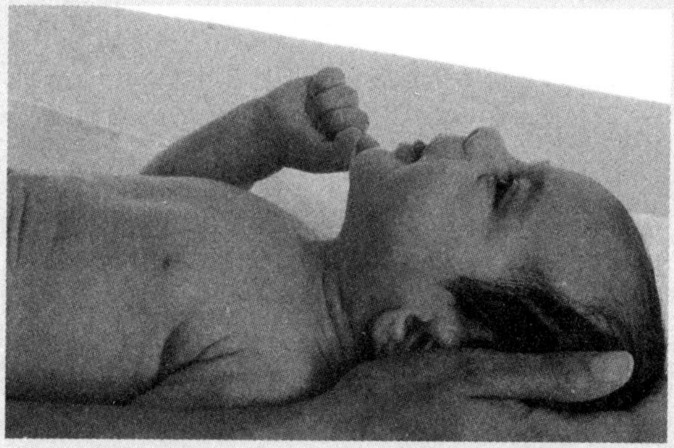

开始遵循作息规范

开始使用一种作息规范的时候，你要记住重要的一点：宝宝的饮食和作息需求不会自然而然地适应下一个阶段的作息规范。在宝宝未适应现阶段的作息规范之前，不要启动下一个阶段的作息规范。然而，有的宝宝的情况是这样的，他的进餐习惯遵循着一个阶段的饮食规范，休息时间则遵循着另一个阶段的作息规范。

下面列出的各种衡量标准可以帮助确定宝宝是否已经可以由3小时进餐制转入第1~2周的作息规范。

- 宝宝的体重恢复到出生时的水平。
- 两餐的时间间隔达到3小时，这3小时的计算方式是从第一次吃奶开始到第二次吃奶开始。这就意味着，他吃一次奶用1个小时，两次吃奶之间只间隔了2小时。
- 宝宝在某几餐之间可以坚持更长时间，你需要把他叫醒喂奶。
- 有的时候宝宝吃完奶，可以开心地待上一小段时间。

如果宝宝表现出了上述所有迹象，你就可以自信地实施第1~第2周的作息规范。这个作息规范与3小时进餐制的规范没有很大不同，只是它开始规定短休时间，特别是午觉时间。在这个时候，你可以开始规划宝宝晚上的休息和白天的短休。

在一天中的某些时候，宝宝依然需要每隔3小时喂奶1次，但是在本阶段的作息规范当中，上午喂奶要分10:00和11:15两次进行，这样有助于把午觉时间确定下来。也可以把下午的喂奶分5:00和6:15两次进行，从而确保宝宝在晚上7:00~10:00有一次较长时间的睡眠。

第1~第2周的作息规范

上午7:00

进餐时间	**上午7:00到下午7:00的短休时间**
上午7:00	上午8:30~10:00
上午10:00	上午11:30~下午2:00
上午11:00/11:15	下午3:30~下午5:00
下午2:00	
下午5:00	
晚上6:00或6:15	
晚上10:00~11:15	**白天最长睡觉时间**：5.5小时
挤奶时间：上午6:45和晚上10:45	

- 宝宝应该被叫醒，更换尿布后，在7:00之前喂奶。

- 喂奶时，先用一侧乳房喂25~35分钟，再把宝宝放到已挤出90毫升奶水的那侧乳房下面，喂10~15分钟。

- 如果宝宝在早上5:00、6:00吃过奶，就用挤出90毫升奶水的那一侧乳房喂20~25分钟。

- 早上8:00以后就不要再给宝宝喂奶，因为那样可能影响下一餐的食欲。

- 喂奶之后，让他保持1.5小时的清醒状态。

- 当宝宝在游戏毯上面玩耍的时候，你也要在早上8:00之前吃早餐，尽量吃些麦片、烤面包等，喝点水。

上午8:15

- 宝宝这时应该有一点困。即便没有表现出困倦的迹象，他也会开始感觉疲劳，所以你要检查一下尿布和床单，再将他放到床上让他安静下来。

上午8:30

- 当宝宝昏昏欲睡时，把他放到婴儿床上，把襁褓包严实。这些环节要在8:30前做完。这次短休不要超过1.5小时。

- 清洗奶瓶和吸奶器，并消毒。

上午9:45

- 把襁褓半敞开，让宝宝可以自然醒来。

- 准备好所有东西，给他穿衣。

上午10:00

- 不论宝宝睡了多长时间，现在必须让他完全清醒。

- 让他在上次吃奶的乳房下吃上25~35分钟，同时你可以喝杯水。

• 把宝宝放在游戏垫上，让他玩一会儿，这时你可以准备好挤奶所需的器具。

上午10:45

• 从另一侧乳房当中挤出60毫升奶水。

• 给宝宝洗漱穿衣，给他皮肤比较干燥的部位和所有褶皱部位涂上防护霜。

上午11:00或11:15

• 宝宝可能开始发困。即便他还没有表现出相关迹象，也会开始疲劳，这个时候你可以检查一下床单，给他更换尿布，慢慢让他安静下来。

• 用上一次给他喂奶的乳房喂奶15~20分钟。

• 当宝宝开始昏昏欲睡的时候，把他放到婴儿床上，用襁褓包裹严实，这些环节要在11:30前完成。

• 如果在10分钟之内宝宝还没有入睡，用另一侧奶水较多的乳房再喂他10分钟。在这个过程中，不要和他说话，或有眼神接触。

中午11:30~下午2:00

• 宝宝需要睡一个午觉，时间控制在2.5小时以内，这个时间从他躺下时开始计算。

• 如果他只睡了45分钟就醒来，要检查一下襁褓，不要说太多话或者有眼神接触，这样会对他施加过度刺激。

• 给宝宝10分钟，让他慢慢睡过去。如果宝宝依然没有入睡，你可以把原定下午2:00喂的那一餐先让他吃一半，然后安顿他睡到下午2:00。

中午12:00

• 清洗吸奶器并消毒，在下一次喂奶之前，你要吃午餐并休息一会儿。

下午2:00

• 不论宝宝睡了多长时间，在下午2:00前必须把他叫醒喂奶。

• 把襁褓半敞开，让宝宝自然醒来，给他换尿布。

- 用上一次喂奶的那一侧乳房喂25~35分钟。如果之后宝宝还是很饿，用另一侧乳房喂10~15分钟，同时你要喝一大杯水，以此补充体内水分。

- 喂奶的时间不要晚于下午3:15，那样会推迟宝宝下一次吃奶的时间。

- 非常重要的一点是，如果你想让宝宝晚上7:00准时睡觉，从现在到下午3:30，让他保持清醒状态。如果宝宝上午精神状态很好，现在可能会比较困。不要给他穿得太厚，那样会加重困倦感。

下午3:30

- 给宝宝换尿布。

- 这个时候，宝宝需要短休一次，时间不要超过1.5小时。这时你可以用小车推着他出去走走，将令宝宝睡得更好，使他在下一餐和洗澡时精神抖擞。

- 如果你想让宝宝晚上7:00安然入睡，在下午5:00~7:00之间就不要再让他睡觉。

下午5:00

- 宝宝现在必须完全清醒，在5:00前给他喂奶。

- 用上一次喂奶那一侧乳房喂奶25~30分钟，同时你可以喝一大杯水，以补充体内水分。

- 喂奶的时候，要让宝宝保持清醒状态（见本书192页），给他洗澡之后，可以用另外一侧乳房喂奶。

下午5:45

- 如果宝宝白天一直保持清醒，或者在下午3:30~5:00没有睡好，早一点洗澡、吃奶。

- 在给宝宝洗澡和休息做准备的时候，可以让他光着屁股活动一会。

- 在下午5:45之前，必须开始给宝宝洗澡，并且在晚上6:00或6:15完成按摩、穿衣。

晚上6:00或6:15

- 给宝宝喂奶必须在晚上6:45之前完成，这个过程要在安静的环境中进行。把房间的灯光调暗，不要说太多话或者有眼神接触，以免对宝宝施加过度刺激。

- 如果宝宝在下午5:00之前还没吃完一侧乳房中的奶水，在换另一侧乳房之前，用原来那一侧乳房喂5~10分钟，再用另一侧侧乳房喂20~25分钟。

- 从宝宝上一次醒来算起,2两个小时之内就要把他放到床上睡觉,这一点非常重要。

晚上7:00或7:15

- 当宝宝开始发困的时候，用襁褓把他包好放回婴儿床，这个环节要在晚上7:00之前完成。

- 如果宝宝不能好好入睡，再用奶水比较多的一侧乳房喂奶10分钟。在这个过程当中，不要说太多话，也不要和宝宝有眼神接触，以免对他施加过度刺激。

晚上8:00

- 在下一次喂奶之前，你要好好吃一顿，这一点至关重要。

晚上9:45

- 把灯打开，把襁褓半敞开，使宝宝自然醒来。给宝宝喂奶之前，留出10分钟，让他完全清醒，以便能更好地吃奶。

- 把换尿布所需的物品都摆出来，再拿出一条备用床单、一块薄纱布及一块毛毯，以便应对半夜可能发生的状况。

晚上10:00

- 用上一次喂奶的那一侧乳房喂奶，时间控制在25~35分钟。给宝宝换尿布，把襁褓重新包好。

- 把灯光调暗，让宝宝在另外一侧乳房吃上20~25分钟，或者把奶瓶里没有喝完的奶水喝光。在这个过程中，不要和他谈话，或者有眼神接触。

夜间安排

- 如果你是母乳喂养，在这一周当中有一点很重要，夜间两餐的间隔不要太长。

- 如果宝宝出生时体重不足3.2千克，你就要在凌晨2:30把他叫醒喂奶。出生体重在3.2~3.6千克的宝宝，应在凌晨3:30之前叫醒喂奶。

- 喝奶粉的宝宝，如果体重超过3.6千克，或者出生时体重超过3.6千克，并且白天吃奶状况良好，他在夜里两餐之间可以坚持久一些，但不应超过5小时。

- 如果对宝宝在夜里两餐之间的睡眠时间存在疑虑，可以向医生或者健康随访员咨询。

本阶段作息规范进行的调整

睡眠

根据宝宝最后一餐后睡眠的时间长短，可以做出如下选择：

- 如果宝宝喝奶状况正常，容易入睡，可以睡到凌晨2:00以后；夜里喝奶状况正常，也能睡到早晨6:00左右；遵循相应的作息规范，让他最后一餐时保持1个小时的清醒时间是正确的。
- 最后一餐如果宝宝吃得很好，安然入睡，但总是在凌晨2:00到早上6:00之间醒来。建议把最后一餐改为分次喂奶，以避免每晚醒来两次。分次喂奶的习惯至少需要一周的时间才能建立起来，所以如果没有马上看到效果，你也不必失去信心。当分次喂奶取得良好效果时，应该在晚上9:45左右把宝宝叫醒，在10:00左右喂奶。这次喂奶，宝宝想吃多少就让他吃多少，然后让他在垫子上玩一会。晚上11:00左右把宝宝抱进卧室，换好尿布，再喂一次奶。如果宝宝是人工喂养，建议准备两个奶瓶。

大多数宝宝出生不久就能保持2小时左右的清醒状态，但这并不是说他们一定会清醒2个小时，关键在于不能因太长时间不睡觉而过度疲劳。因此，在宝宝刚出生时，如果每次只能保持1~1.5小时的清醒时间，也不必为此担心。他显然是一个嗜睡的宝宝，随着一天天长大，睡眠时间自然会逐渐缩短。（68页）

喂奶

宝宝半夜醒来吃奶时，要让他吃好吃饱，这样才能一直睡到早上6:00~7:00。在这个阶段，不要控制宝宝的饮食，那样他会早上5:00左右就醒来吃奶。现阶段你要做的就是让他吃饱吃好，这样在晚上7:00到早上6:00~7:00的时段，只需给他喂两次奶。

根据夜里的吃奶状况，宝宝应该在早上6:00~7:00醒来。但是，无论如何，早上7:00左右，都应该把他叫醒。如果他在早上6:00醒来，你就需要给他喂奶（把这算作夜间喂奶），早上7:00加一次餐。可能在8:30短休之前，还需要再给他喂一次奶。

根据这个计划，我建议，在上午11:00~11:15再加餐一次，或者午睡前再喂一次奶。这样做可以有效避免宝宝在睡梦中饿醒。如果宝宝在下午2:00之前醒来，我认为一般是饥饿造成的，在安顿他入睡之前，我会再喂他一次。如果喝奶后还不能入睡，我就不会再安顿他睡觉。我会让他先活动一会儿，在下午2:00和4:00~4:30的时间里，安顿他短休两次。

向第2~第4周作息规范推进

在第2周结束时，你应该进入第2~第4周的喂养计划。以下各项指标会帮助你权衡宝宝是否可以进入这个计划。

• 宝宝体重超过3.2千克，已经恢复到出生时的体重，并且在稳步增加。

• 宝宝睡眠状态良好，偶尔你需要叫醒他吃奶。

• 宝宝吃奶越来越有效率，能在25~30分钟完成哺乳过程。

• 宝宝的精神状况比以前更佳，每次能轻松地保持1~1.5小时的清醒状态。

如果你发现宝宝两次吃奶的时间间隔变长，睡眠时间却比第2~4周规划要求的更长，建议你按照第2~第4周的作息规范给他喂奶，同时按照第1~第2周的作息规范安排他的睡眠。你要记住，宝宝需要更多睡眠，意味着白天、夜晚都会睡得更多。如果宝宝白天睡眠时间很长，但夜里总是醒来，那就意味着宝宝白天实际上不需要多睡。

Weeks Two to Four

第7章
第2~第4周

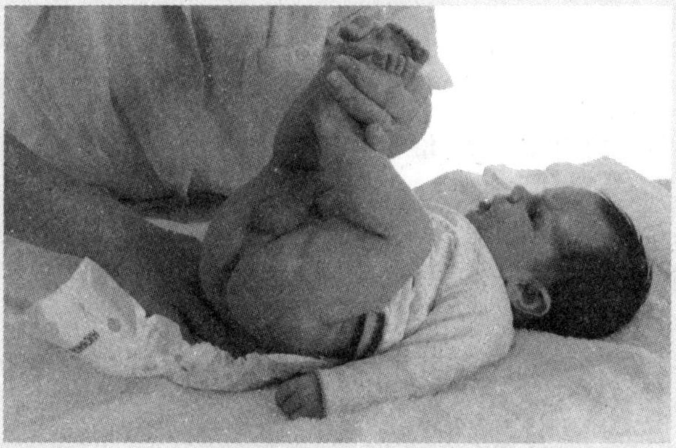

第2~第4周作息规范

进餐时间	早上7:00到晚上7:00之间的睡眠时间
上午7:00	上午8:30或9:00 ~ 10:00
上午10:00	上午11:30或中午12:00 ~ 下午2:00
上午11:30或11:45	下午4:00 ~ 5:00
下午2:00	
下午5:00	
晚上6:00或6:15	
晚上10:00或10:30	**白天最长睡眠时间：**5小时
挤奶时间：上午6:45、10:30和晚上9:30	

上午7:00

- 早上7:00之前叫醒宝宝，给他换尿布、喂奶。

- 如果在凌晨5:00点之前喂奶，你要用奶水较多的乳房先喂20~25分钟。然后将另一侧乳房挤出60~90毫升奶水，把他放在挤奶后的乳房喂10~15分钟。

- 如果在上午5:00~6:00喂奶，你要先挤出90毫升奶水，再让宝宝吃上20~25分钟。

- 早上7:45以后，不要再给宝宝喂奶，那样会推迟下一次喂奶的时间。

- 让宝宝保持2个小时的清醒时间。

- 在上午8:00，让宝宝在游戏垫上玩一会，你可以吃一些麦片、烤面包，并喝些饮料。

上午8:30~8:45

- 宝宝这时可能有点儿困。即使没有表现出这样的迹象，他也会开始疲惫。这时你要检查一下尿布和床单，将宝宝放到床上哄他入睡。

- 当宝宝困倦时，你要在上午9:00之前把他放在床上，用襁褓裹好。宝宝这时需要一次不超过1.5小时的短休。

- 清洗奶瓶和吸奶器，并杀菌消毒。

上午9:45

• 把宝宝的襁褓打开，他会自然醒来。

• 准备给他喂奶和穿衣服。

上午10:00

• 不论睡了多长时间，这时一定要叫醒宝宝。

• 用上一次喂奶的乳房再喂他20~25分钟，你也要喝一大杯水。

• 给宝宝洗漱穿衣，同时给他皮肤的褶皱和干燥部位擦一些润肤油。

上午10:30

• 把宝宝放在游戏垫上，让他自己玩一会。从没有喂过奶的那一侧乳房挤出60毫升奶水。

上午11:15~11:30

• 如果此前的2个小时，宝宝的精神状态一直很好，到11:15他应该感觉疲倦，11:30的时候就需要短休一会。

• 在宝宝短休之前，用刚刚挤过奶的乳房让他吮吸15分钟。

上午11:45

• 不论宝宝刚才在做什么，现在应该安抚他，让他放松下来，并安顿他入睡。

• 检查宝宝的床单，给他更换尿布。

• 当宝宝开始出现困倦表现的时候，你要在中午12:00前把他放在床上，用襁褓包好。

上午11:30或12:00~下午2:00

• 短休时间不要超过2.5小时。

• 如果宝宝之前已经睡了1.5小时，这次睡2个小时就可以了。

• 如果宝宝入睡45分钟后就醒了，你可以检查一下襁褓，但不要过多讲话或和他有眼神接触，以免施加过度刺激。

• 给宝宝10~20分钟，让他自己重新入睡。如果他无法入睡，你可以把原定下午2:30的那一餐奶水让他先吃一半，再安顿他睡到下午2:00。

上午12:00~12:30

• 清洗奶瓶和吸奶器，并杀菌消毒。在下一次喂奶前，你要吃好午餐，并稍事休息。

下午2:00

• 无论宝宝睡了多长时间，都应在下午2:00之前把他叫醒吃奶。

• 把襁褓打开，宝宝就会自然醒来。用上一次喂过奶的一侧乳房喂20~25分钟，如果喂完之后他还是很饿，用另一侧乳房再喂10~15分钟。你自己也要喝一大杯水。

• 下午3:15以后，不要再给他喂奶，否则会推迟下一次喂奶的时间。

• 从现在到下午4:00，让宝宝保持完全清醒的状态，这样他才会在晚上7:00安然睡下。如果宝宝早上醒来时很精神，现在也许就很困了。不要给他穿太多的衣服，因为过于温暖会让他犯困。

• 把宝宝放在游戏毯上，让他好好玩一会。

下午3:15~4:00

• 给宝宝换尿布。

• 现在可以带他外出散步，保证他的短休质量，为下一次吃奶和晚上的洗澡养足精神。

• 如果你想让宝宝在晚上7:00安然入睡，下午5:00以后就不要再让他睡觉了。

下午5:00

• 在5:00之前把他叫醒吃奶。

• 用上一次喂奶的乳房喂奶20~25分钟，你自己也要喝一大杯水。

• 还有一点很重要，在洗澡之后才可以用另一侧乳房喂宝宝。

下午5:45

- 如果宝宝白天短休时总是不断醒来，或在下午4:00~5:00睡眠质量不高，要早一点给他洗澡，早一点喂下一次奶。

- 在准备洗澡和安顿宝宝睡觉所需物品时，可以让他光着屁股在游戏垫上面玩一会。

- 给宝宝洗澡的时间不应晚于下午6:00，在6:15左右就应该完成按摩和穿衣。

下午6:00~6:15

- 宝宝吃奶的时间不应晚于6:15，最好在安静昏暗的房间内进行。喂奶时不要和他有过多谈话或眼神接触，以免对其施加过度刺激。

- 如果下午5:00他没有吃完一侧乳房里面的奶水，这次喂奶就可以先让他在那侧乳房吃5~10分钟，再用另一侧乳房喂他。

- 还有一点很重要，在上次睡醒后2个小时内，要安顿宝宝上床睡觉。

晚上7:00~7:15

- 如果这时宝宝已经困了，就要在7:00前安顿他上床睡觉，用襁褓把他包好。

- 如果宝宝不肯入睡，你可以用比较胀的那一侧乳房再喂他10~15分钟。在这个过程中，不要有太多的话语和眼神接触。

晚上8:00

- 在下次挤奶和喂奶之前，你要好好吃一顿饭，好好休息一段时间。

晚上9:30

- 如果你打算把夜间喂奶改用奶瓶进行，现在就要开始挤奶。

晚上10:00~10:30

- 把灯光调亮，把襁褓打开，让宝宝自然醒来。在喂奶之前至少留出10分钟，确保宝宝完全清醒，以便更有效地吃奶。

- 准备好尿布等用品。多准备一条床单、一块细纹布和包襁褓用的毛毯，以便夜里使用。

- 用上次喂奶的乳房再喂他20分钟，或者让他喝完奶瓶中大部分奶水，然后更换尿布，重新包好襁褓。

- 把灯光调暗，不要有交谈或者眼神交流，用另一侧乳房再喂他20分钟，或者让他把奶瓶中剩余奶水喝完。

夜间

- 如果宝宝在凌晨4:00前醒来，就让他多吃一点奶，使其可以睡到早上7:00。如果宝宝吸完一侧乳房里的奶水之后就睡着了，并在早上5:00醒来；你要等他清醒后再次喂奶，以便让他吃到两侧乳房的奶水。

- 如果宝宝在早上4:00~5:00醒来，你可以先喂一次奶，早上7:00再用较胀满的一侧乳房喂奶。

- 如果他早上6:00醒来，你可以先用一侧乳房给他喂奶，早上7:00再用挤过奶水的另一侧乳房喂他。

- 把灯光调暗，不要有太多谈话或者眼神交流，以免过度刺激宝宝。只有在绝对必要的情况下，或者宝宝太困而不能吃完所有奶水的时候，才可以给他更换尿布。

本阶段作息规范进行的调整

第2~第4周正好与第一次快速生长期相契合，很多宝宝在快速生长期都会变得焦虑不安，所以，当丈夫恢复全日工作的时候，如果可能，尽量叫他早点回家，这样他就可以帮助你照顾宝宝的睡眠。大多数宝宝都会在下午5:00左右表现烦躁，这也是妈妈们最头疼的时间。如果此时所有事情都变得一团糟，不要把它归咎于你自己的失误。

睡眠

在第3~第4周时，宝宝开始不愿睡觉，清醒的时间逐渐变长。你要鼓励他白天少睡，这样夜间睡眠就不会受到影响。到了第4周的时候，宝宝上午短休的时间不应超过1个小时，这样才能确保午睡的质量。

你要逐渐有意识地让宝宝上午的清醒时间更长一点，并使其在上午9:00按计划短休。如果他上午8:30入睡并在9:15~9:30醒来，就会影响到其他的时间安排。如果出现这种状况，要在上午8:20左右给他喂奶。这样在9:00之前宝宝就能保持清醒状态。

在这一阶段，宝宝下午短休的时间不要超过1个小时；你也可以把下午的短休安排在4:00~5:00，把它分为两次进行。

到了第5周，宝宝上、下午短休的时候，襁褓包裹一半就可以了（18页）。

大约在第4周的时候，宝宝似乎很容易进入浅层次睡眠：差不多每隔45分钟就可以进入浅层次睡眠，有的宝宝甚至每隔30分钟就可以进入这种状态。如果不是因为饥饿，宝宝会自己重新入睡。可是如果你过于着急，或者轻轻摇晃帮助他入睡，就可能引发长期的睡眠问题。这意味着宝宝在晚上进入浅层次睡眠的时候，你在不需要喂奶的前提下，却要不断起床哄他睡觉。

喂奶

大多数宝宝会在出生第3周左右经历快速生长期。当他处在快速生长期时，你在早上6:45挤奶时要少挤30毫升；在第4周快要结束时，上午10:30挤奶时也要少挤30毫升。这有助于让宝宝摄入足够的奶水。如果你从没挤过奶，为了让宝宝摄入足够奶水，可以让他多吃几次，每次时间稍稍长一些。在此期间，你自己要多休息，这样宝宝对奶水需求量的增加就不会对你的身体产生不良影响，也不会导致奶水分泌减少。如果你不希望宝宝的睡眠失去规律，就要遵循本书185页上的建议增加奶水的分泌，以免破坏宝宝的作息规律。在奶水分泌增加之后，你就可以恢复适合宝宝周龄的进餐模式。

在这一阶段，可以把原定于上午的喂奶分成两次，并在午睡之前给他加餐，以保证午间短休的质量。

如果宝宝是用母乳喂养，并且你打算每天给他喝一瓶冲好的奶粉，现在就是最佳的执行时机。如果你再往后推，宝宝可能无法习惯奶瓶，在日后引起麻烦，尤其在你休完产假回去工作的时候。我建议在晚上9:30~10:00挤奶，要尽量多挤，这样可以刺激乳汁分泌。挤出来的奶水可以用于夜间喂奶，也可以冷藏起来，让保姆用来喂宝宝。

把挤出来的奶水装进奶瓶，以备夜间喂奶使用。你也可以让丈夫参与进来，让你早点上床。产后母亲最需要的就是休息。如果你计划的母乳喂养时间长于6周，就要尽量避免在其他喂奶时间亲自给宝宝喂奶粉，除非健康随访员或者医生建议建议这样做。

对人工喂养的宝宝而言，在第一个快速生长期，应该增加上午7:00、10:00以及夜间的喂奶量。某些喝奶粉的宝宝，现在应该将新生儿奶嘴更换为低流速奶嘴。

母乳喂养的宝宝，如果体重增长缓慢，可能是由于母乳分泌不足，或者哺乳姿势不正确，而两者往往相互关联。这时你就有必要参考一下185页上关于增加乳汁分泌的建议。同时建议你拜访哺乳顾问，让她检查一下你的喂奶姿势是否正确。

如果宝宝用人工喂养，体重增长缓慢，建议你把单孔奶嘴换成双孔的低流速奶嘴。如果对宝宝体重状况有所担心，可以和卫生随访员或医生探讨相关情况。

如果宝宝依然在凌晨2:00~5:00醒来，建议你把晚上最后一餐改成分次喂奶。你要在晚上9:45左右把宝宝叫醒，使其在晚上10:00时处于清醒状态，这次喂奶别让他吃得太饱，喂奶之后让他保持1个小时以上的清醒状态。在晚上11:15左右，给他更换尿布，把灯光调暗，再加餐一次。通过分次喂奶，同时保持稍长时间的清醒状态，就可以达到这样的效果：只要宝宝不从襁褓里面出来，就可以一觉睡到凌晨3:00以后。

到了第4周，宝宝可能会很愉快地接受延长两餐的时间间隔。只要体重稳定增长，你就可以让他转入第4~第6周的进餐规范；如果体重还没增长到足够程度，就继续执行第2~第4周的进餐时间安排，直到体重达标。

从我的经验看，相比于每周体重增长少于170克的宝宝，那些出生几个月里每周体重增长170~226克的宝宝有着更好的进餐和睡眠质量。我也护理过一些睡眠和进餐质量都很好的宝宝，他们每周的体重增加只有113~142克。然而，如果宝宝在两次喂奶之间总是很烦躁，晚上睡眠质量也不佳，并且每周增重不到170克，其原因可能是他经常吃不饱。如果遇见这样的状况，建议你和卫生随访员或医生探讨一下。

Weeks Four to Six

第8章
第4~第6周

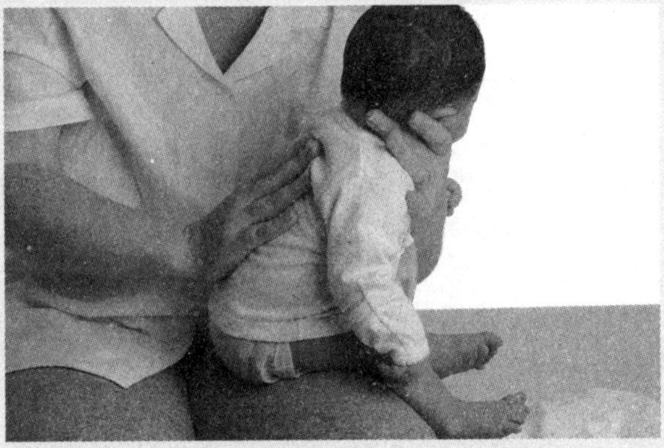

第4~第6周作息规范

进餐时间	早7:00~晚7:00的睡眠时间
上午7:00	上午9:00~10:00
上午10:30	上午11:30或中午12:00~下午2:00或2:30
下午2:00或2:30	下午4:15~5:00
下午5:00	
下午6:00或6:15	
晚上10:00或10:30	**白天最长睡眠时间**：4小时45分钟
挤奶时间：上午6:45、上午10:30和晚上9:30	

上午7:00

• 在早上7:00之前叫醒宝宝，换尿布，喂奶。

• 如果你在早上5:00前喂奶，先用胀满的乳房喂20~25分钟，再用挤出60毫升奶水的一侧乳房喂10~15分钟。

• 如果你在5:00~6:00喂奶，要先挤出60毫升奶水，让宝宝在挤过奶的乳房下吸20~25分钟。

• 早上7:45后，不要再给宝宝喂奶，否则会推迟下次的喂奶时间。

• 让他保持2小时的清醒时间。

• 上午8:00之前，让宝宝在游戏垫上自在地玩一会儿，你自己吃一些麦片、烤面包，喝些水。

上午8:45

• 宝宝这时可能有一点困。即使没有表现出相关迹象，宝宝也会开始疲惫，这时要检查一下尿布、床单，将他放到床上轻轻哄他入睡。

• 宝宝发困时，要在上午9:00前把他放回床上，用襁褓包好。这时他需要短休一次，时间控制在1.5小时之内。

• 清洗奶瓶和吸奶器，并杀菌消毒。

上午9:45

• 把宝宝的襁褓打开，让他自然醒来。

• 准备给宝宝喂奶和穿衣服。

上午10:00

• 不论宝宝睡了多长时间，这时一定要把他叫醒。

• 给他洗漱穿衣，并给他的皮肤干燥和褶皱部位擦上润肤油。

上午10:30

• 用上一次喂过奶的一侧乳房再喂20~25分钟，你自己也要喝一大杯水。

• 把宝宝放在游戏垫上，让他自己玩一会，同时从另一侧乳房里挤30毫升奶水，再用该侧乳房喂他10~15分钟。

上午11:30

• 如果在这之前2小时宝宝精神状态一直很好，一直处于清醒状态，上午11:15宝宝就应该感到疲倦了，11:45应该短休一会。

• 在宝宝短休之前，用刚挤过奶的乳房喂他15分钟。

上午11:45

• 不论宝宝刚刚在做什么，此时都应该放松下来，开始休息。

• 检查床单，更换尿布。

• 当宝宝感到困倦时，要在中午12:00之前把他放回床上，用襁褓包好。

上午11:30或12:00~下午2:00或2:30

• 短休时间不要超过2.5小时。

• 如果宝宝入睡45分钟后就醒了，你要检查一下襁褓，不要说太多对话或与宝宝有眼神接触，以免对他施加过度刺激。

• 给他10~20分钟，让宝宝自己入睡。如果宝宝无法入睡，你可以把原定下午2:00喂给他的那一餐先让他吃一半，再尽量让他睡到下午2:00。

中午12:00

• 清洗奶瓶和吸奶器并杀菌消毒，在下次喂奶前，你要吃完午餐并稍事休息。

下午2:00~2:30

• 无论宝宝睡了多长时间，在下午2:30之前都要叫醒他吃奶。

• 把襁褓打开，这样宝宝就会自然醒来，之后给他更换尿布。

• 用上次喂奶的那一侧乳房喂他20~25分钟，如果喂完之后宝宝还是很饿，就用另一侧乳房再喂10~15分钟，同时你自己也要喝一大杯水。

• 下午3:15以后，就不要再给他喂奶了，否则会推迟下一次喂奶的时间。

• 从现在到下午4:15，要让宝宝处于完全清醒状态，这样宝宝晚上7:00才可以按时上床休息。如果宝宝早上醒来精神状态非常好，现在也许很困倦，尽量让其保持清醒。不要给他穿太多衣服，过于温暖会使其犯困。

• 把宝宝放在游戏垫上，鼓励他好好玩一会儿。

下午4:00~4:15

• 给宝宝换尿布。

• 现在是带着宝宝外出散步的好时段，这样可以提高其晚上的睡眠质量，为下一次喂奶和晚上洗澡养足精神。

• 要想让宝宝晚上7:00准时入睡，下午5:00~晚上7:00，不要让他睡觉。

下午5:00

• 下午5:00之前把他叫醒喂奶。

• 用上一次喂奶的那一侧乳房喂他20~25分钟，你自己也要喝一大杯水。

• 还有一点很重要，宝宝洗澡之后才可以再次给他喂奶。

下午5:45

• 如果宝宝白天短休时总是不断醒来，或者下午4:15~5:00睡眠质量不高，你就要早一点给他洗澡，早一点进行下一次喂奶。

• 在准备洗澡和睡觉所需物品时，可以让宝宝不戴尿布在游戏垫上玩一会儿。

下午6:00

• 开始洗澡的时间不应晚于晚上6:00，在6:15左右按摩、穿衣完毕。

下午6:15

• 此次喂奶时间不应晚于6:15。喂奶最好在安静昏暗的房间内进行，整个过程中不要多说话或与宝宝有眼神接触，以免对其施加过度刺激。

• 如果宝宝在下午5:00没有吃完一侧乳房里的奶水，可以先用这侧乳房喂5~10分钟，再用另一侧乳房喂20~25分钟。

• 还有一点很重要，在上次睡醒后的2个小时内，安顿宝宝上床休息。

下午7:00

• 如果这时宝宝已经很困倦，要在7:00点之前把他放回床上，用襁褓包好。

• 如果宝宝不肯入睡，就用奶水较多的那一侧乳房喂他10分钟。

• 喂奶时不要和他有太多的谈话和目光接触，以免对其施加过度刺激。

晚上8:00

• 在下一次挤奶和喂奶之前，你要好好吃一顿饭并充分休息，这一点很重要。

晚上9:30

• 如果你打算把夜间喂奶改为用奶瓶喂奶，现在就要开始挤奶。

晚上10:00~10:30

• 把灯光调亮，襁褓打开，这样宝宝就能自然醒来。在喂奶之前，至少先让他活动

10分钟，确保达到完全清醒状态，以便更有效地吃奶。

- 准备好更换的尿布，多准备一条床单、一块细纹布和一块包襁褓用的毛毯，以备夜间使用。

- 用上次喂奶的乳房喂宝宝20分钟，或者让他喝完奶瓶里的大部分奶水，然后更换尿布，重新包好襁褓。

- 把灯光调暗，用另一侧乳房再喂他20分钟，或者让他把奶瓶中的剩余奶水都喝光。整个过程中不要多说话或者同宝宝有眼神接触，以免对其施加过度刺激。

夜间

- 如果宝宝凌晨4:00前醒来，可以让他先饱餐一顿。

- 如果宝宝在凌晨4:00~5:00醒来，可以先喂一次奶，早上7:00再用奶水较为充沛的一侧乳房喂奶。

- 如果宝宝在早上6:00醒来,先用一侧乳房喂奶,早上7:00再用挤过奶水的那侧乳房喂他。

- 把灯光调暗，喂奶过程中不要多说话或者用眼神交流，以免对其施加过度刺激。只有在绝对必要的情况下，或者宝宝太困而无法吃完所有奶水的时候，才可以给他更换尿布，以免影响其睡眠质量。

本阶段作息规范进行的调整

睡眠

到第6周时，我所护理的大多数宝宝晚上睡眠时间都会比以前长，很多宝宝可以一觉睡到早上7:00。许多想让宝宝夜里睡得时间长一点的父母，总是问我怎样才能取得这样的效果。我的回答很简单，只要遵循相应的作息规范，宝宝的夜间睡眠时间自然会变长。从我的网站上的留言来看，大多数家长都认为这种做法很有效。过去几年间，我收到了上千封信。从这些信件当中可以很明显地发现，很多6周大的宝宝夜间睡眠质量并不好，白天的睡觉时间却比我所建议的时间长得多。这些家长认为他们的宝宝很嗜睡。我认为，确实有些宝宝需要更多的睡眠，但从我个人的经验看来，那些天生嗜睡的宝宝夜间的睡眠时间也会更长。如果各种迹象表明，你的宝宝夜间的睡眠时间并未延长，白天却要睡得更多，你就要逐渐减少宝宝白天的睡眠时间。每隔三四天把白天第一次的短休时间推后几分钟，这样既可以避免宝宝过于疲惫或者是焦躁不安，也能减少白天的睡眠时间。

我建议，在宝宝4~6周大时，把白天的睡眠时间严格控制在4.5小时之内：上午短休不要超过1个小时，下午4:15~5:00的睡眠不超过30分钟。有些宝宝会从上午8:30睡到上午10:00，结果造成白天睡眠过多，影响夜间睡眠质量。如果这种情况正发生在你的宝宝身上，建议你上午9:00就叫醒宝宝，让他的这次短休时间只有30分钟。早上9:45左右再让他睡15分钟。这样一来，在上午10:00的时候，宝宝就处于清醒状态了。上午的短休也不会超过1个小时。9:45~10:00的15分钟短休，也不至于影响午睡质量。

还有一点也很重要，第6周结束时，要让宝宝习惯于上午7:00~9:00之间的短休半敞开襁褓（包到腋下）。出生第2~第4个月是婴儿猝死发生率最高的时期，温度过高则被公认为是婴儿猝死的主要原因之一。半包襁褓的时候，你要小心地把宝宝放进去。如果宝宝醒来的时间早于作息规范建议的时间，你就要检查一下，看他是否踢掉了身上的毯子。这个阶段的宝宝更加活跃好动，踢掉毯子也是夜间早醒的一个原因。关于如何把毯子牢牢掖住从而避免其乱动的建议，请参考本书第5页。

到这个阶段，你不需要花太多时间来安顿宝宝入睡，也不要总去抱着他。宝宝半夜醒来后，最好让他自己学会入睡。你可以准备一个催眠灯，它可以播放催眠曲，并且在天花板上投影。把催眠灯点亮10分钟，可以很好地帮助宝宝入睡。

在早上6点到晚上11:30这段时间摄入每日所需的大部分奶水，是确保宝宝夜间睡眠时间长度的另一个重要因素。对于这一点，宝宝的体重是一个很好的判断指标。正常情况下，宝宝的体重应该稳定增长。关于此点的相关信息，请参见本书102页。

如果宝宝连续几个晚上都能睡很长时间，有一天却突然早醒，这时尽量不要用喂奶的方法使他入睡。每晚最后一次喂奶后的那几个小时，通常被称为“夜之核心”（请参考本书190页对“夜之核心”的详细解释）。

如果宝宝在这个时间段醒来，你就可以先留出一些时间，让他自己入睡。倘若他无法入睡，可以用喂奶之外的其他方法哄他入睡。我一般会尝试着给他喝些温开水，或者抱抱他。也有人建议可以给宝宝一个安抚奶嘴让他衔着。这个时候，尽量不要一直围着宝宝，但是可以安慰他说你就在周围。这样可以教会宝宝一种最重要的技能：从非快速眼动睡眠重新进入深层次睡眠状态。如果宝宝还是无法入睡，就需要给他喂奶。如果稍大一些的宝宝也受早醒困扰，用“夜之核心”法应对，也会有一定的缓解作用。

在采用这个办法之前，请详细阅读下面内容，确保其发挥应有的作用。

- 这些办法不适用于体重过轻或者体重不增长的宝宝。

- 上述方法只在两种情况下适用：宝宝体重稳步增长，晚上最后一餐已摄入足够的奶水以保证睡眠时间足够长。

- 宝宝可以停止夜间喂奶的主要表现是：体重稳步增长，不愿意吃奶或者早上7:00喂奶时吃得很少。

该方法的目的在于延长宝宝最后一餐后的睡眠时间，而不是一次性取消夜间喂奶。只有连续三四天晚上宝宝都能较长时间地睡眠，你才可以采用“夜之核心”法。如果宝宝夜里无法很快入睡，就不要使用这种方法。如果三四天后这种方法还不起作用，就应该立即放弃，转而继续喂奶。如果你一直坚持这种方法，宝宝依然不能顺利入睡，就会让他形成一种错误的睡眠联想，使他在日后很多星期都无法安然入睡。

喂奶

如果宝宝总是在凌晨3:00~4:00起来吃奶，就要在至少10天的时间里，每天早上7:00把他叫醒。当他对早上这一餐的兴趣减弱时，你可以逐渐地、少量地减少宝宝夜间奶水的摄入。这样会起到一种连锁作用，让他在白天吃得多一些，晚上吃得少一些，并最终达到彻底取消半夜那餐的目的。有一点值得注意，不要将宝宝的奶水摄入量削减得太多太快，否则他就会在早上7:00前饿醒，使其晚上11:00~早上6:00/7:00的作息安排失败。

在第6周左右，宝宝会经历另一次快速生长期，你在早上第一次挤奶时就要少挤30毫升，并取消上午的挤奶。如果宝宝在凌晨3:00~4:00醒来，在饱餐一顿后一觉睡到早上7:00，这一餐进餐状况良好并处于清醒状态，之后应该可以坚持一段较长的时间。你可以把上午10:00那次喂奶逐渐推后到10:30。如果宝宝凌晨5:00醒来吃过奶，在早上7:30加餐，则很难坚持到上午10:30。因为宝宝只是在7:30简单地加餐，你还是要在上午10:00按时喂奶（并且在午间短休前给他加餐一次），直到宝宝早上第一次吃奶时间改到6:00~7:00为止。

在快速生长期，有时宝宝吃奶可能需要较长的时间，尤其是在你没有按照建议时间挤奶的情况下。这时可以让宝宝多吃一会儿，如果有必要，可以给他加餐。这看起来好像是重新回到了以前的饮食规范，但这种白天的加餐只是暂时的，目的是为了避免宝宝由于白天没有吃够奶水而在夜里早醒、多醒。要想了解有关增加乳汁分泌的计划，请参照本书185页。

在快速生长期，宝宝在早上7:00、上午10:30以及晚上6:15进餐的奶水摄入会增加。在这个阶段，如果宝宝可以愉快地等到上午10:30再次吃奶，同时在午睡中途醒来或比以前更早醒来，宝宝午休之前就应该有一次加餐。如果宝宝连续一周午睡都没有突然醒来，就要逐渐减少加餐直到完全取消，同时回归上午10:30饱餐一顿的进餐方式。但是，如果你发现宝宝不加餐就不肯入睡，就不要取消加餐。在这个阶段，最重要的是保证宝宝午睡的质量。

Weeks Six to Eight

第9章

第6~第8周

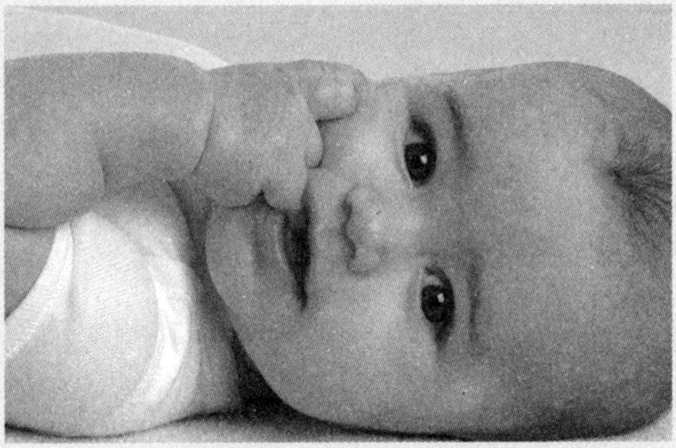

第6~第8周作息规范

喂奶时间	早7:00~晚7:00的睡眠时间
上午7:00	上午9:00~9:45
上午10:45	上午11:45或中午12:00~下午2:00或2:30
下午2:00或2:30	下午4:30~5:00
下午5:00	
下午6:00或6:15	
晚上10:00或10:30	**白天最长睡眠时间**：4小时
挤奶时间：上午6:45和晚上9:30	

上午7:00

- 早上7:00之前叫醒宝宝，换尿布，喂奶。

- 如果你计划在凌晨5:00之前喂奶，要先用胀满的乳房喂20~25分钟，再用挤出30~60毫升奶水的那侧乳房喂10~15分钟。

- 如果你在早上6:00喂宝宝吃奶，先挤出30~60毫升奶水，再喂20~25分钟。

- 不要在早上7:45以后再喂宝宝吃奶，否则会推迟下一次喂奶。

- 让他保持2小时的清醒状态。

- 上午8:00之前，让宝宝在游戏垫上自由活动一会儿，你可以吃一些麦片、烤面包，并喝些水。

- 给宝宝洗澡、穿衣服，并在皮肤干燥和褶皱部位擦上润肤油。

上午8.50

- 检查一下尿布、床单，让宝宝放松下来，准备休息。

上午9:00

- 当宝宝感到困倦时，在上午9:00之前把他放在床上，半包襁褓，掖到腋下。宝宝此次短休时间不应超过45分钟。

- 清洗奶瓶和吸奶器，杀菌消毒。

上午9:45
- 把宝宝的襁褓打开，让他自然醒来。

上午10:00
- 不论宝宝睡了多久，这时一定要把他叫醒。

- 如果宝宝在早上7:00进餐时已经吃饱，你应该在10:45进行下一次喂奶；如果他第一次吃奶时间比较早，并且在早上7:30有加餐，这一餐就应该稍微提前一些。

- 把宝宝放在游戏垫上，让他自己玩一会儿。

上午10:45
- 用上次喂奶的一侧乳房喂20~25分钟，再用另一侧乳房喂宝宝10~15分钟。你自己也要喝一大杯水。

上午11:30
- 如果宝宝之前2个小时精神一直很好，处于清醒状态，到上午11:30时他应该开始感觉到疲倦了，11:45就应该上床睡一会儿。

上午11:45
- 不论宝宝刚刚在做什么，现在都应该让他放松下来。

- 检查床单，给宝宝换尿布。

- 宝宝困了的时候，在中午12:00前把他放在床上，把襁褓全部包上或者只包一半。

上午11:45或中午12:00~下午2:00或2:30
- 宝宝短休时间不要超过2.5小时。

- 如果宝宝入睡45分钟后就醒来，你要检查一下襁褓，但是不要和他多说话或有眼神接触，以免对其施加过度刺激。

- 给宝宝10~20分钟，让他自己再度入睡。如果宝宝无法重新入睡，你可以把原定下午2:30给他吃的那一餐奶水先让他吃一半，再安顿他一直睡到下午2:00。

上午12:00

- 如果之前你没有对奶瓶和吸奶器进行清洗消毒，现在可以做这件事。在下一次喂奶前，你可以吃些午餐并稍事休息。

下午2:00或2:30

- 无论宝宝睡了多长时间，要在下午2:30之前叫他起床吃奶。

- 把襁褓打开，让宝宝自然醒来，给他换尿布。

- 用上次喂奶的一侧乳房喂他20~25分钟，如果他还是很饿，就用另一侧乳房再喂10~15分钟。你自己也要喝一大杯水。

- 下午3:15以后，不要再给他喂奶，否则会推迟下一次喂奶的时间。

- 从现在到下午4:30，要让宝宝保持完全清醒状态，这样他才可以在晚上7:00安然睡着。如果宝宝早上醒来精神状态良好，现在也许发困。不要给他穿太多衣服，因为过于温暖容易让他犯困。

- 把他放在游戏垫上，让他好好玩一会儿。

下午4:15~4:30

- 给宝宝换尿布。

- 现在是带他外出散步的好时段，可以确保他短休的质量，并为下次喂奶和沐浴养足精神。

- 要想让宝宝晚上7:00按时入睡，下午5:00~7:00就不要让他睡觉。

下午5:00

- 下午5:00之前将宝宝叫醒，并给他喂奶。

- 用上次喂奶的一侧乳房让他吮吸20~25分钟，你自己也要喝一大杯水。

• 还有一点很重要，洗完澡之后才可再次喂宝宝吃奶。

下午5:45

• 如果宝宝白天短休时总是不断醒来，或者在下午4:15~5:00睡眠质量不高，你就需要早点给他洗澡，开始下一次喂奶。

• 你在准备宝宝洗澡和睡觉用品的时候，可以让他光屁股在游戏垫上玩一会儿。

下午6:00

• 洗澡的时间不应晚于下午6:00，在6:15宝宝应该已经按摩穿衣完毕。

下午6:15

• 喂奶时间不应晚于6:15。最好在安静昏暗的房间进行，不要说太多话或和宝宝有眼神交流，以免对其施加过度刺激。

• 如果宝宝在下午5:00还没有吃完一侧乳房里面的奶水，这次喂奶时要先让他在上次吃奶的乳房吃5~10分钟，再用另一侧乳房喂20~25分钟。

• 还有一点很重要，上次醒来之后2小时内，宝宝要再次上床睡觉。

晚上7:00

• 如果宝宝困了，在7:00前就把他放回床上睡觉，把襁褓包上一半。

晚上8:00

• 在下次挤奶和喂奶之前，你要好好吃顿饭，并休息一下。

晚上9:30

• 如果你打算在夜间改用奶瓶喂奶，现在就要从双乳中挤奶。

晚上10:00~10:30

• 把灯光调亮，襁褓打开，让宝宝自然醒来。在喂奶之前，至少让他活动10分钟，使其处于完全清醒状态，以便更有效地喂奶。

• 准备好换尿布需要的东西。多准备一条床单、一块细纹布和一条包襁褓用的毛毯，以备晚上使用。

• 用上次喂奶的乳房再喂他20分钟，或者让他喝完瓶中的大部分奶水，给他换尿布，重新包好襁褓。

• 把灯光调暗，不要有更多交谈或者眼神交流，用另一侧乳房再喂他20分钟，或让他把奶瓶中的奶水喝完。

夜间

• 如果宝宝凌晨4:00前醒来吃奶，进餐状况良好，并且对早上7:00那一餐的奶水失去了兴趣，你可以用给他喂一些温开水的方式使其入睡。但是如果吃奶之前让他喝下了几十毫升的温开水，会对早上7:00那一餐的食欲产生影响。现在主要目的是让宝宝在上午7点到晚上11点之间摄入白天所需的全部奶水。只要宝宝体重稳步增长，你就可以减少或者取消夜间喂奶。（见190页“夜之核心法”）

• 如果他在喝过水后还是不能入睡，你就要继续在夜间给他喂奶。

• 如果宝宝在凌晨4:00前醒来，要让他多吃一点奶水。

• 如果宝宝在早上4:00~5:00醒来，你要先喂一次奶，在早上7:00点的时候再用较胀的那侧乳房喂他。

• 如果宝宝早上6:00醒来，先用一侧乳房的奶水喂他，早上7:00再用挤过奶的另一侧乳房给他喂奶。

• 把灯光调暗，不要讲太多话或有太多眼神交流，以免过度刺激宝宝。只有在绝对必要或者宝宝困得吃不完奶的时候，才给他换尿布。

本阶段作息规范进行的调整

睡眠

对于大多数体重超过4千克的宝宝而言，只要上午6:00~7:00到晚上11:00的时间里摄入了一天所需的全部营养，他在夜间就能睡较长时间。他早上6:00~7:00到晚上7:00的睡眠时间应该不超过4个小时。

一旦宝宝可以连续几天夜晚睡得比较长，就尽量不要在最晚一次喂奶前再给他加餐。上午短休的时间不要超过45分钟，午睡时间保持在2小时15分钟到2.5小时，这个时间不能再长了。宝宝在傍晚的短休时间也不要超过30分钟。宝宝下午短休时也许总是反复醒来，有些宝宝则完全可以取消这次短休。如果宝宝不能在晚上7:00前一直保持清醒状态，就不能取消这次短休。如果你希望宝宝夜里能一觉睡到早上7:00，就要让宝宝在接近晚上7:00时再睡。在第6~第8周时，要保证宝宝上午短休时间不超过45分钟，否则可能使宝宝午睡变短。如果你发现，尽管短休之前给宝宝喂过奶，午睡时间他依然不愿睡，建议你把这次短休缩减到30分钟，这样的话，午餐的时间需要稍微提前。

午睡

从第6周起，如果宝宝上午短休睡足了45分钟，午睡时就会在2小时左右醒来。如果由于特殊原因，宝宝上午短休时间非常短，你就要让他睡2.5小时的午觉。如果宝宝的夜间睡眠有问题，白天睡得过长就是错误的做法。可以把上午短休时间控制在30分钟内，午睡不超过两个小时。在第8周左右，你会发现宝宝的午睡出现一些状况：他可能在入睡后30~40分钟就醒来，无法再次入睡。这是因为宝宝的睡眠模式开始接近成人，就是说先进入浅层次睡眠，再进入做梦阶段（也就是快速眼动睡眠），然后进入深层次睡眠。有些宝宝进入浅层次睡眠的时候会爬起来，另一些宝宝则会完全清醒过来。如果宝宝没有学会自己入睡，并且总是要你哄着才能睡就确实成为了一个问题。如果宝宝午睡时醒来（你在午睡前已经通过给他加餐的方式使他入睡），可以让宝宝自己待10~20分钟，看看他是否可以自己再度入睡。如果宝宝无法独自再度入睡，并且表现得非常不舒服，就要直接走到他身边，把原定下午2:30的那一餐奶水先让他吃一半（就像夜里那样喂他），再安顿他睡下；如果宝宝还是无法入睡，就要取消午睡，直接让他起床。

很明显，如果你把午睡时间缩短，宝宝在下午1:00~4:00情绪会受影响。我发现，解决这个问题的最好办法，就是下午2:30喂奶后让他睡30分钟，4:30之后再安顿他睡20~30分钟，这样可以有效防止宝宝过度疲劳，从而变得烦躁易怒，或者退回以前的状态。这样一来，宝宝在晚上7:00就能睡得很好。彻底解决问题的更多建议请参照本书第202页。

现在宝宝上午短休和晚上7:00入睡时，襁褓只需半包着就可以了。到第8周将结束时，夜间喂奶和睡觉时只要包一半即可。有些宝宝可能因为脱离了襁褓而在夜间醒来，这时可以尝试不喂奶，重新包襁褓后再度让他入睡。

喂奶

在快速生长期，要延长母乳喂养宝宝吃奶的时间，让宝宝吃到足够的奶水，以满足每天的营养需求。如果你一直在挤奶，现在就要每次少挤30毫升，保证宝宝的营养需要得到满足。此外，在第8周结束时，你要取消早上6:45那次挤奶。如果你一直没挤过奶，就可以遵照书中的进餐规律来安排适合宝宝年龄的进餐时间，但是必须在白天短休之前给宝宝喂点儿奶。这样做一周左右的时间，可以帮助你增加乳汁分泌，乳汁分泌增加的迹象是宝宝短休时睡得很好，或对下一次吃奶不感兴趣。如果出现这种状况，就要逐渐减少给宝宝加餐的时间，直到恢复原定的进餐时间安排。如果吃奶粉的宝宝总能喝光奶瓶中的奶水，就要给宝宝增加30毫升的分量，先从早上第一次喂奶加起；如果一天当中其他时间喂奶都已经加量，但是宝宝在夜里还是不能睡较长时间，就要把宝宝夜间最后一次吃奶的量也相应增加。最后一餐的奶水摄入量不能超过180毫升，除非宝宝出生时体重就超过了4.6千克。这个阶段的宝宝需要用三孔的中流速奶嘴。

对于那些6~8周大的宝宝而言，只要白天的进餐状况良好，睡眠时间没有超过建议的时间，体重也在稳步增长，并且已经超过4千克，就应该能在夜里最后一次喂奶之后睡上5~6个小时。如果吃了足量的奶水，宝宝仍然在凌晨2:00~3:00醒来，我会建议，如果你以前没有这么做，现在可以在夜间10:00~11:15给他分次喂奶（见200页）。额外的奶水摄入，加之一定的清醒时间，就足以让宝宝夜间睡的时间更长。要想让这个办法起作用，很重要的一点就是，要在晚上9:45之前把宝宝叫醒，这样在晚上10:00喂奶时，他就会保持完全清醒的状态。这个时候，宝宝想吃多少就让他吃多少。然后让他在游戏垫上玩一会儿，在晚上11:00把他带到卧室，换完尿布，再喂一次奶。如果宝宝喝奶粉，我会建议在第二次喂奶的时候重新冲奶粉。

如果宝宝夜里醒来，你可以检查一下他是否蹣掉了身上的毯子，这是宝宝夜间醒来的另一个原因。对于这一点，请参考本书第5页把宝宝稳妥地放进襁褓的方法。如果这样做后宝宝还是醒来，你可以给他喂一些温开水（请参见197页“协助睡眠法”法），如果宝宝还是无法入睡，就要再喂他一次，同时参考一下第4章和第16章的内容，查出宝宝夜间睡眠时间较短的原因。如果宝宝能够入睡，可能在早上5:00左右再次醒来，你可以让宝宝饱餐一顿，然后在早上7:00~7:30再给他加餐一次，这样有助于他在白天其他时间保持正常的作息规范。

那些通常只能睡到早上5:00的宝宝，在一周之内，夜间睡眠时间会逐渐增加，慢慢会睡到早上7:00。你要继续增加白天而不是夜间宝宝的奶水摄入量。大多数宝宝在早上7:00进餐以后，可以愉快地坚持较长一段时间，所以可以把这一餐时间推后，一直到上午10:45。在这个阶段，如果宝宝在上午7:00~7:30吃的是加餐，而不是完整的一餐，他可能就坚持不到上午10:45~11:00再吃下一餐。或许你需要在上午10:00~10:55先给他吃半餐，在午睡以前再给他加餐一次，以确保宝宝不至于过早从午睡中醒来。如果宝宝再次从午睡中醒来，你可以等上10分钟再过去；如果宝宝还是不能入睡，你可以给他喝些温开水，再抱他一会儿。

Weeks Eight to Twelve

第10章 第8~第12周

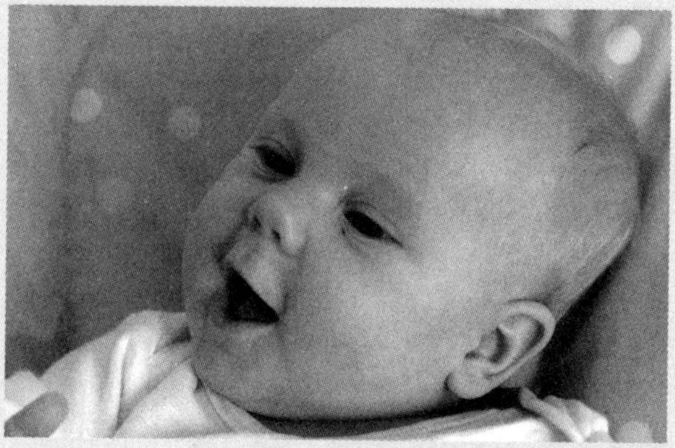

第8~第12周作息规范

喂奶时间	早7:00~晚7:00宝宝的睡眠时间
上午7:00	上午9:00~上午9:45
上午10:45或上午11:00	中午12:00~下午2:00或2:30
下午2:00或2:15	下午4:30~下午5:00
下午5:00	
下午6:00或6:15	
晚上10:00或10:30	**白天最长睡眠时间**：3.5小时
挤奶时间：晚上9:30	

上午7点

- 应该在早上7:00之前叫醒宝宝，换尿布，给他喂奶。
- 用一侧乳房喂奶20~25分钟，再用另一侧乳房喂10~15分钟。
- 不要在早上7:45以后喂奶，否则会推迟下一次喂奶。
- 宝宝的清醒时间可以达到2个小时。
- 在上午8:00之前，让宝宝在游戏垫上活动一会儿。你可以吃一些麦片、烤面包，并喝些水。
- 给宝宝洗澡穿衣服，同时给他皮肤的干燥和褶皱部位擦一点润肤油。

上午8.50

- 检查一下宝宝的尿布、床单。

上午9:00

- 在上午9:00之前把宝宝放在床上，把襁褓包裹一半，掖到他的腋下。这时候他需要一次不超过45分钟的短休。
- 清洗奶瓶和吸奶器，杀菌消毒。

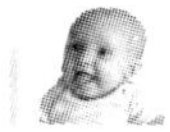

上午9:45

- 把襁褓打开，让宝宝自然醒来。

上午10:00

- 不论睡了多长时间，这时一定把他叫醒。

- 把宝宝放在游戏垫上，让他自己玩一会儿。

上午10:45~11:00

- 你要用上次喂奶的一侧乳房再喂他20~25分钟，再用另一侧乳房喂10~15分钟。你自己也要喝一大杯水。

上午11:45

- 不论宝宝刚刚在做什么，现在应该让他放松下来，准备午睡。

- 检查床单并更换尿布。

- 在中午12:00之前安顿宝宝上床睡觉，半包襁褓。

中午12:00~下午2:00或2:15

- 宝宝短休时间不要超过2小时15分钟。

- 如果宝宝入睡45分钟就醒来，你可以检查一下襁褓，但不要和他多说话或者有眼神接触，以免对其施加过度的刺激。

- 给宝宝10~20分钟，让他自己重新入睡。如果他无法重新入睡，你可以把原定下午2:00点喂的奶水先喂给他一半，再安顿宝宝睡到下午2:00或2:15。

- 如果你在早些时候还没有清洗奶瓶和吸奶器并给它们杀菌消毒，现在你可以来做这件事。并且，在下一次喂奶之前，你要吃午餐，并且稍事休息。

下午2:00或2:15

- 从宝宝躺下时算起，2小时15分钟之后，无论宝宝睡久，都要在2:30之前叫他起床，给他喂奶。

- 把宝宝的襁褓打开，让他自然醒来，给他换尿布。

- 用上次喂奶的那一侧乳房喂奶20分钟，如果宝宝依然很饿，可以用另一侧乳房再喂10~15分钟。你自己也要喝一大杯水，以补充体内的水分。

- 在下午3:15以后，不要再给他喂奶，否则可能推迟下一次吃奶的时间。

- 从现在到下午4:45之前，要让宝宝保持完全清醒的状态，使他晚上7:00能够安然入睡。

下午4:15

- 给宝宝换尿布，并在4:30之前给宝宝喝一点白开水。

- 宝宝可以在4:45~5:00短休一次。

- 要想让宝宝在晚上7:00安然入睡，下午5:00以后就不要让他再睡觉。

下午5:00

- 在5:00之前让宝宝彻底清醒，给他喂奶。

- 用上一次喂过宝宝的那个乳房喂奶15分钟，你自己也要喝一大杯水。

下午5:45

- 如果宝宝白天短休时总是不断醒来，或者在下午4:45~5:00睡得不是很好，就要早点给他洗澡和喂奶。

- 当你准备洗澡和睡觉用品的时候，让宝宝不穿尿布，在游戏垫上活动一会。

晚上6:00

- 洗澡时间不应晚于晚上6:00,到6:15按摩、穿衣完毕。

晚上6:15

- 喂奶时间不应晚于6:15，最好在安静且灯光调暗的房间里给他喂奶，不要有过多谈话和眼神接触，以免对其施加过度刺激。

• 如果宝宝在下午5:00时候还没有吃完一侧乳房的奶水，这次先让他在上次吃奶的乳房下面吃5~10分钟，再用另一侧乳房喂20分钟。

• 在上一次醒来2小时之内，要让宝宝上床睡觉。

晚上7点

• 在7:00之前哄宝宝上床睡觉，把襁褓包裹一半。

晚上8:00

• 在下次挤奶和喂奶之前，你要好好吃顿饭，好好休息一下。

晚上9:30

• 如果你打算把晚间最后一餐改用奶瓶喂奶，现在就应该从中挤奶。

晚上10:00~10:30

• 把灯光调亮，襁褓打开，让宝宝自然醒来。在喂奶之前，让他至少先活动10分钟，以确保他完全清醒，以便更有效地吃奶。

• 准备好换尿布所需的东西。外加一条床单、一块细纹布和包襁褓用的毛毯，以便晚上使用。

• 先用一侧乳房喂他20分钟，或者让他吃掉奶瓶中大部分的奶水，给他换尿布，重新包好襁褓。

• 把灯光调暗，不要和他有过多谈话或眼神接触，用另外一侧乳房喂他20分钟，或者让他把奶瓶当中剩下的奶水喝完。

夜间

• 如果在凌晨5点前喂奶，宝宝吃得很多，早上7点就会对奶失去兴趣，你可以试着给宝宝喝些白开水，使其安静下来。如果宝宝在喂奶前喝了几十毫升的白开水，会对宝宝早上7点的喂奶产生影响。现在的主要目的是让宝宝在上午7:00~11:00吃到白天所需的所有奶水。只要宝宝体重稳步增长，就可以鼓励他不用吃最后一餐而一觉睡到早上7:00。（见190页“夜之核心法”）

- 如果宝宝在凌晨5点前醒来，要让宝宝多吃一点奶水。如果有必要，再用另一侧乳房喂宝宝5~10分钟。

- 如果宝宝早上6点醒来，可以先喂一次奶，早上7:30再用另一侧乳房喂。

- 把灯光调暗，不要和宝宝多说话或有眼神交流，以免过度刺激宝宝。只有在绝对必要或者宝宝由于太困而不能吃完所有奶水的时候，才可以给他换尿布。

本阶段作息规范进行的调整

睡眠

对于大多数体重超过5.4千克的宝宝来说，只要早7:00~晚11:00能摄入一天所需的全部营养，夜里就可以安静地睡一个通宵。前提是他在早7:00~晚7:00的睡眠时间不超过3个小时。纯母乳喂养的宝宝，晚上仍有可能醒来一次，醒来的时间可能是早上5:00~6:00点。

可以把宝宝白天的短休减少30分钟，总时间3个小时。上午短休时间不应超过45分钟。但是，如果宝宝午睡质量不高，就可以把上午短休时间缩减到30分钟。午睡时间不要超过2小时15分钟。在这个阶段，宝宝的午睡有时候会出现状况。他在入睡30~45分钟进入浅层次睡眠。有些宝宝会完全清醒，但是你要让宝宝自己学会再次入睡，以免产生错误的睡眠联想。这个问题的参见本书第202页。

大多数宝宝现在可以取消下午晚些时候的短休了。如果你的宝宝没有取消这次短休，也不要让短休时间超过15分钟。但是如果有特殊原因导致宝宝午觉质量不高，可以让他多睡一会。所有宝宝在这次短休时把襁褓包裹一半就可以，把宝宝放进襁褓时要格外小心。

此阶段的很多宝宝都有睡着时踢掉被子而醒来的经历。如果你的宝宝出现了这种情况，建议买一个夏季睡袋。这种睡袋很薄，可以再加一条被单把宝宝掖在床上，还用不着担心出现过热的问题。（关于婴儿床以及床上用品的详细信息请参考本书第3~6页）

进餐

宝宝现在应该已经适应了每天吃5次奶的进餐习惯。如果是母乳喂养，早上醒来也比较早，你可以用挤出来的母乳或者冲好的奶粉给他加餐。如果宝宝每天可以有规律地睡到早上7:00，就可以逐渐把最后一餐喂奶每隔3天提前5分钟，一直提前到晚上10:00。只要他还可以睡到早上7:00，并且进餐状况良好，你就可以逐渐地把原定于上午10:45吃的那一餐推后到上午11:00。

一旦连续两周时间宝宝一觉睡到天亮，你就可以取消下午5:00那次喂奶。但在宝宝可以睡足一个通宵之前，我不建议取消下5:00那一餐，因为宝宝在下午6:15吃得太多，会导致他在晚上最后一餐吃得更少，使其（102页）在次日凌晨早醒。我护理过很多宝宝，在他们吃固态食物之前，我会继续分次喂奶，使其可以吃到足量的奶水。一旦你取消下午5:00那一餐，随后在洗完澡后让他大吃一顿，宝宝就会突然不吃夜间最后一餐，而在早上早醒。如果出现这种情况，我会建议在宝宝吃固态食物并一觉睡到早上7:00之前，下午5:00~6:15给他分次喂奶。

要想更多地使用奶瓶给宝宝喂奶，你最好在上午11:00那一餐使用奶瓶。每天逐渐减少2~3分钟的喂奶时间，用配方奶给宝宝加餐。在第1周要结束时，如果宝宝能喝下150~180毫升配方奶，就可以轻松地取消母乳喂养，而不会有患上乳腺炎的风险。奶粉喂养的宝宝，在第9周的快速生长期，你要增加上午7:00、11:00和下午6:15 3次喂奶的奶量。可以根据宝宝的需要，增加奶水的摄入。

转入第3~第4个月的作息规范

只要没有让宝宝白天睡眠过多，夜间也可以适应第8~第12周的作息规范，你就可以转入下一阶段的作息规范。然而，如果已经遵循了所有的建议，但宝宝睡觉依然无法达到相应作息规范所规定的时长，你就要继续执行第8~第12周的作息规范，尽量改进宝宝晚上的睡眠质量。你可以试着暂停夜间喂奶一段时间，让宝宝在晚上7点后能够睡上更长时间。一旦宝宝可以睡更长时间，你就可以重新开始夜里喂奶，这样会让他在夜里11:00到早上7:00睡得更长。一旦达到此目的，就可以转入第3~第4个月的作息规范了。

Months Three to Four

第11章
第3~第4个月

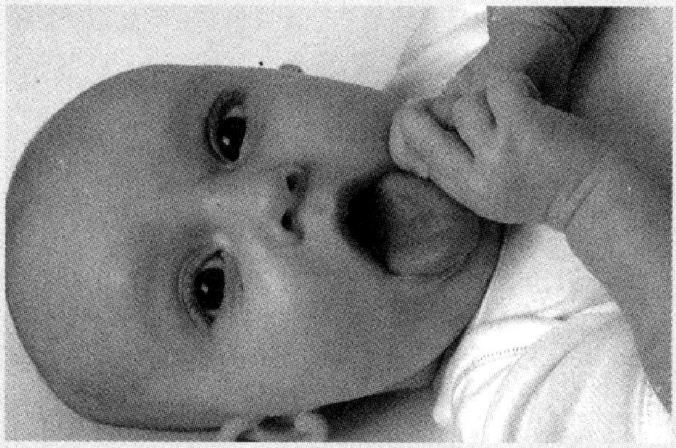

第3~第4个月作息规范

进餐时间	早7:00~晚7:00的休息时间
上午7:00	上午9:00~9:45
上午11:00	中午12:00~下午2:00或2:15
下午2:15或2:30	
下午5:00	
下午6:00或6:15	
晚上10:00或10:30	**每天最长睡眠时间**：3小时
挤奶时间：9:30	

上午7:00

- 叫宝宝起床，给他换尿布，在7:00之前喂奶。

- 喂奶的时候，应该让宝宝在两侧的乳房吃奶，或者让他喝整整一瓶奶。到这一个阶段，大多数宝宝在乳房下吃奶的时间开始缩短。这时候你要由宝宝做主。如果宝宝吃过一次奶之后，可以愉快地等到下一次喂奶，下次吃奶时他会吃得足够多。

- 让宝宝保持2个小时左右的清醒时间。

上午8点

- 在你吃早餐时，把宝宝放在游戏垫上，让他活动20~30分钟。

- 给宝宝洗漱、穿衣，记住给他皮肤上有褶皱和干燥的部位擦润肤油。

上午9点

- 在9点之前，把宝宝放到床上睡觉，襁褓要敞开一半。这个时间段，他的睡眠时间不要超过45分钟。

- 给奶瓶和吸奶器消毒。

上午9:45

- 敞开宝宝的襁褓，让他自然醒来。

上午10:00

- 无论宝宝睡了多长时间，现在都应该处于完全清醒的状态。

- 让他在游戏垫子上活动一会儿，或者带他出去逛逛。

上午11:00

- 宝宝应该处于完全清醒状态，然后用两侧乳房或奶瓶给他喂奶。

上午11:50

- 检查一下床单，给宝宝换尿布。

- 在12点之前安顿宝宝睡下，把襁褓敞开一半。

中午12:00~下午2:00或2:15

- 宝宝需要睡一个午觉，时间从宝宝躺下开始，不要超过2两小时15分钟。

- 如果早些时候你没有清洗、消毒奶瓶与挤奶器，现在可以做这件事。在给宝宝下一次喂奶之前，你可以吃午餐、睡午觉。

下午2:00或2:15

- 无论宝宝睡了多长时间，如果从躺下到现在已经有两个小时一刻钟，就必须把他叫醒，在2:30之前喂奶。

- 把宝宝的襁褓敞开，让他自然地醒来，给他换尿布。

- 用两侧乳房或者奶瓶给他喂奶。

- 一定要在3:15之前喂奶，否则就会推迟下一次吃奶的时间。

- 如果宝宝白天两次短休都睡得很好，下午就不需要再睡觉了。

下午4:00或4:15

- 给宝宝换尿布，在4:30之前给他喝一杯温开水。

- 如果宝宝午睡没有睡好，从现在到5:00他或许要短休一次。

• 要想在晚上7点安排宝宝睡觉，在下午5点后就别让宝宝睡觉。

下午5:00

• 让宝宝用15分钟在上一次吃奶的乳房下吃奶，或者用奶瓶喂奶。

下午5:45

• 取掉尿布，让宝宝光着屁股活动一会儿。你可以抽空准备宝宝洗澡和睡觉所需物品。

晚上6:00

• 在6:00之前开始洗澡，6:15按摩穿衣完毕。

晚上6:15

• 一定在6:15之前给宝宝喂奶。

• 如果下午5点喂奶的时候，宝宝没有吃光一侧乳房里的乳汁，给他5~10分钟；让他再吸一会儿，再把他放到另一侧乳房下面，让他吃20分钟，或者用奶瓶给他喂奶。

• 把灯光调暗，在你整理东西时，把宝宝放在椅子上坐10分钟。

晚上7:00

• 在晚上7点之前，把宝宝放到床上睡觉，把襁褓半敞开。

• 有一点非常重要，那就是在下次给宝宝喂奶或者挤奶前，你应该吃一顿丰盛的晚饭，好好休息一下。

晚上9:30

• 如果你打算用奶瓶喂养取代晚上的母乳喂养，现在可以从两侧乳房挤奶。

晚上10:00或10:30

• 把灯打开，敞开宝宝的襁褓，让他自然醒来。

• 让宝宝吃下大部分奶水或者奶瓶里面的奶，给他换尿布，把襁褓半敞开。

• 把灯光调暗，不要和他说话或者有眼神接触，让宝宝把这一顿的剩下部分吃完。

本阶段作息规范进行的调整

睡眠

如果你已经按照我的作息规范合理安排喂奶和白天短休的时间，你的宝宝应该可以一觉从晚上睡到早上六七点。

如果宝宝开始出现早起迹象，你最好假定他是饿了。你可以在每天最后一顿让他多吃一些，如果有必要，可以把这餐分成两次喂他（见本书93页）。同时你也要保证，从早上7点到晚上7点之间，他的睡眠时间不要超过3个小时。有的宝宝白天所需的睡眠时间会比这个还短，你可以把他白天的睡眠时间缩短到2.5小时左右，上午让他睡30分钟，午觉睡2个小时。

如果宝宝可以很好地遵循这样的作息规范，下午的睡觉时间将会缩短，有的时候可能不用睡下午觉，但是晚上休息的时间或许需要提前5~10分钟。如果宝宝午觉的时间不到2小时，在下午4:00~5:00应该让他短休一会儿，时间不要超过半个小时。如果宝宝下午没有短休，晚上休息的时候他可能会由于过度疲劳而难以入睡。

在宝宝3~4个月的时候，如果至少2周内他可以有规律地一觉睡到早上7点，晚上最后一餐的时候，他清醒的时间就可以逐渐缩减到30分钟。在这个时间段，房间要非常安静，就像半夜吃奶的时候。每隔3天晚上，把最后一次的喂奶时间提前10分钟，最后达到这样一种程度，宝宝在晚上10点可以在昏昏欲睡的状态下很快吃完奶。然而，如果宝宝依然在凌晨5:00~6:00醒来，我还是建议每天晚上最后一次喂奶的时候，让他至少保持1个小时的清醒状态。你可以把晚上最后一餐分成两次来喂，具体做法请参照本书第93页。

即便宝宝不能从襁褓中出来，我还是建议使用一个重量较轻的纯棉睡袋。你依然需要把他的被子掖得好好的，用一块床单或者一条毛毯，具体情况可以依室内温度而定。最好购买一个薄睡袋，避免宝宝感觉过热。

进餐

在3~4个月大的时候，如果宝宝至少2周都可以一觉睡到早上7点钟，你就需要在白天给他加餐，以满足快速生长期对营养的需要，避免宝宝夜里醒来的状况出现反复。如果宝宝一直用母乳喂养，并且虽然晚上最后一餐用挤出来的奶水加了餐，但是他依然在夜里醒来，或许你需要在最后一餐给他多喂一些。如果早上不能挤出多余的奶水，一些母亲的办法可能会对你有所帮助——她们发现这个时候可以给宝宝冲一些奶粉。你也可以和卫生随访员探讨一下这个问题。

如果宝宝每天吃奶4次，每次可以喝下210~240毫升冲好的奶粉，或许他在每天最后一餐需要120~180毫升冲好的奶粉。如果在这个年龄宝宝不能一觉睡到天亮，最后一次喂奶可能需要加量。

即便有可能使宝宝在早上不爱吃奶，我还是建议在最后一餐给他喝210~240毫升的奶水，看看这种方法能否让他在夜里睡得久一点。

有些宝宝，在3~4个月大的时候，干脆就不吃最后一餐。然而，如果你发现他又开始夜里醒来，并且在10分钟内无法再度入睡，很可能他是饿了，你需要给他喂奶。此后或许你每天晚上还要让他吃最后一餐，直到宝宝彻底断奶，并且适应固态食物为止。

如果你发现，宝宝总是在凌晨四五点之前就醒来，并且不喝温开水，不给他喂奶就不能再度入睡，你就需要把每次醒来的具体时间、醒后吃奶的量以及白天的休息时间详细记录下来，以考察他在夜间醒来是出于习惯还是由于饥饿。

不论你用母乳还是奶粉喂养宝宝，只要他的体重正常，你就可以确信，他之所以夜里醒来，是出于一种习惯，因此拒绝喝温开水。如果发现这样的情况，在你过去察看之前，可以先等上15~20分钟。有的宝宝往往自己会重新睡下。在这个年龄，宝宝会因为把被子踢掉了而在夜里醒来，所以你要把他的被子掖紧一些（见本书第5页）。

如果宝宝用奶粉喂养，早上7:00到夜里11:00已经喝了995~1130毫升冲好的奶粉，夜里应该就不需要再吃东西。有些体重超过6.8千克的大宝宝，一直到第6个月断奶，都依然需要在早上5:00~6:00吃奶之后，7:00~7:30半还要加餐一次。现在的育儿原则建议，在宝宝6个月之前不应该断奶。如果宝宝已经表现出可以断奶的迹象（见本书149页），你又为此而担心，可以咨询一下卫生随访员或者医生。

给宝宝晚上多喂一段时间奶，要比冒着过早给宝宝断奶的风险好得多。母乳喂养的宝宝，或许在早上5:00~6:00需要喂一次奶，因为他们可能在晚上最后一顿没有吃饱。不论宝宝吃母乳还是奶粉，要想衡量是否可以取消晚上那一餐，你可以观察他在早上7:00~7:30之间的吃奶状况。如果宝宝吃奶的时候狼吞虎咽，他可能是真的饿了。如果显得烦躁易怒，并且拒绝吃奶，我就会认为宝宝过早醒来是因为习惯，而不是饥饿，我会给他喝一点温开水，或者抱着他哄一哄。

如果夜里最后一餐的时间缩短到了30分钟，宝宝依然可以一觉睡到早上7:00，在7:00吃奶的时候饭量开始变小，你就可以慢慢减少每天最后一次喂奶的量。当然，你得在宝宝能够很好地睡到早上7:00时才可以这样做。在宝宝未满6个月且开始习惯摄入固态食物之前，我并不建议把每天最后一餐彻底取消。如果在宝宝摄入固态食物之前就取消了这一餐，而宝宝正在经历快速生长期，你会发现又要半夜起来给他喂奶。

如果宝宝只吃母乳，体重超过了6.3千克，你会发现在快速生长期，无论如何都要在夜里起来喂奶，直到宝宝开始吃固态食物。如果你觉得乳汁分泌不足，可以按照本书第149页的方法刺激乳汁的分泌。

Months Four to Six

第12章
第4~第6个月

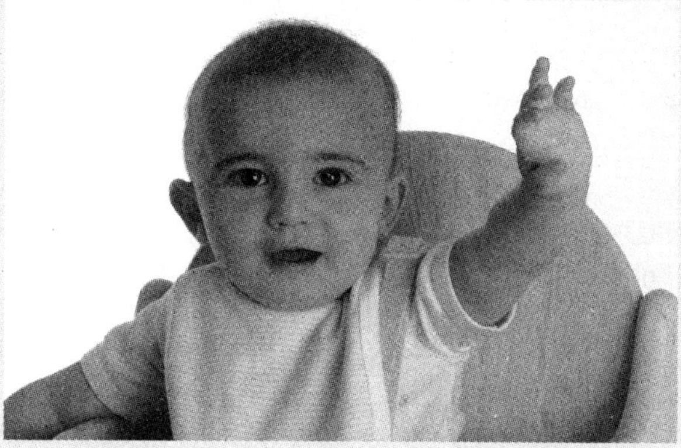

第4~第6个月作息规范

进餐时间	早7:00~晚7:00的睡眠时间
上午7:00	上午9:00~9:45
上午11:00	中午12:00~下午2或2:15
下午2:15或2:30	
下午6或6:15	
晚上10:00	**每天白天睡眠时间：**3小时
挤奶时间：晚上9:30	

上午7:00

- 把宝宝叫醒，给他换尿布，在7:00之前给他喂奶。
- 用两侧乳房给他喂奶，或者给他喝一满瓶配方奶。
- 让他保持2个小时左右的清醒状态。

上午8:00

- 在你吃早餐时，给宝宝20~30分钟，让他在垫子上面好好地舒展一下，或者进行其他的活动。
- 给宝宝洗漱、穿衣，给他全身皮肤的褶皱和干燥部位涂上防护霜。

上午9:00或9:15

- 在9:45之前，把宝宝放进睡袋，掖好被子。他需要30~45分钟的短休。
- 清洗奶瓶和吸奶器，并且消毒。

9:45

- 把被子掀开，让宝宝自然醒来。

上午10:00

- 不论睡了多少时间，宝宝现在必须完全清醒。
- 把他放在垫子上，让他好好活动活动，或者带他出去散散步。

上午11:00

- 如果有人建议你早一点给宝宝断奶（参照本书第152页），在他吃固态食物之前，你要先用两侧乳房给宝宝喂奶，或者用奶瓶喂奶。
- 你收拾碗筷的时候，鼓励宝宝在椅子上面坐一会。

上午11:50

- 检查一下宝宝的床单，给他换尿布。
- 在中午12:00之前，把他放进睡袋，掖好被子。

中午12:00

- 宝宝需要睡一个午觉，睡觉时间从他躺下开始，不要超过2小时15分钟。

在下次给宝宝喂奶之前，你应该吃完午餐，好好休息一下。

下午2:00或2:15

- 无论宝宝睡了多长时间，从他躺下开始，2小时15分钟之后必须把他叫醒，并且在2:30之前给他喂奶。
- 把被子掀开，让宝宝自然醒来，给他换尿布。
- 应该用两侧乳房或奶瓶给他喂奶。
- 不要在3:15之后再给他喂奶，那样会推迟下一次吃奶的时间。
- 如果宝宝两次短休时间都睡得很好，下午就不要再让他睡觉，他应该可以安然度过下午的剩余时间。

下午4:15

- 在下午4:30之前，更换尿布，给宝宝喝一杯温开水。
- 如果宝宝午睡质量不高，下午5:00点之前他或许需要短休一会儿。
- 如果你想在晚上7:00按时安顿宝宝睡觉，下午5:00后就不要再让他睡觉。

下午5:00

- 到现在，宝宝应该会愉快地等着洗澡和之后的吃奶。如果他不开心，就让他在上一次吃奶的乳房再吃10~15分钟，或者用奶瓶喂奶。

下午5:30

- 在准备洗澡和休息所需物品的时候，让宝宝光着屁股舒展一下腿脚。

下午5:45

- 在这个时间之前，必须给宝宝洗澡，并且在6:00~6:15之前完成按摩、穿衣。

晚上6:00或6:15

- 根据宝宝的疲劳程度，在晚上6:00~6:15之间选一个时间给他喂奶。

- 用两侧的乳房或一整瓶配方奶给他喂奶。如果宝宝在下午5:00吃奶时还没有吃完一侧乳房中的奶水，继续用该侧乳房喂5~10分钟。在这次喂奶时，无论用母乳还是配方奶，都要喂足20分钟。

- 在整理东西时，把宝宝放在椅子上面，把灯光调暗。

- 如果你已经得到建议,早点给宝宝断奶（参照本书第152页）,现在可以给他吃固态食物。

晚上7:00

- 在晚上7:00之前，把宝宝放进睡袋，掖好被子。

- 非常重要的一点是，下一次喂奶或者挤奶之前，你应该吃一顿丰盛的晚饭，好好休息一下。

晚上10:00

- 把灯光调亮一些，把宝宝叫醒，让他清醒着吃奶。

- 脱下宝宝的睡袋，喂他吃奶，让他吃完这一顿的大部分，更换尿布和睡袋。

- 把灯光调暗，不要和他说话或有眼神接触，给他喂奶，把这一顿剩下的部分吃完，但是不要强迫宝宝吃；因为从这个时候开始，宝宝这一顿的饭量可能开始减少。

- 这次喂奶不要超过30分钟。

- 用一张薄被单把宝宝包起来。

本阶段作息规范进行的调整

睡眠

在4~6个月，宝宝晚上最后一餐后应该可以一觉睡到早上六七点。要做到这一点，宝宝每天应该吃奶4~5次，并且在早7:00到晚7:00的睡眠时间不超过3小时。

如果宝宝依然在夜里醒来，但是你确定不是因为饥饿而醒，建议你使用本书第197页提到的“协助睡眠法”应对这种局面。如果这种方法不起作用，可能他就是一个不爱睡觉的宝宝，建议你逐渐把他白天的睡眠时间缩减到2.5小时。如果几周之后还是没有任何起色，建议你取消每天最后一次的喂奶，看看他可以睡多长时间。宝宝醒来的时间可以帮助你确定是否应该继续给他吃晚上最后一餐。举个例子，如果他一觉睡到早上5:00，起来吃过奶后接着睡到早上7:00，他在早上7:00到晚上7:00至少需要一段较长时间的休息，这样要比晚上最后一餐和凌晨5:00醒来吃奶的效果好得多。

如果你把晚上最后那餐取消后，宝宝还是在凌晨1:00~5:00的某个时候醒来，你最好还是继续给他吃晚上最后那一餐，以免宝宝在半夜到凌晨5:00之间醒来两次。

如果宝宝体重超过6.8千克，半夜醒来的真正原因可能是饥饿，尤其是他只吃母乳的时候。如果情况果真如此，你依然要夜里给他喂奶，一直到满6个月开始吃固态食物。如果你认为各种迹象表明宝宝可以断奶，可以咨询一下卫生随访员或者医生，看看能否早一点断奶。如果你决定继续在晚上给他喂奶，必须注意关键的一点，喂奶过程要快而安静，之后尽快安顿他睡下，让他一觉睡到早上7:00。

如果你还没有给宝宝用睡袋，建议在这个阶段买一个睡袋。如果你在更晚的时间才给他使用睡袋，当你把他放进睡袋时，宝宝会不开心。

在宝宝可以爬行并且在婴儿床上到处乱动之前，你还是要把他的被子掖好。在非常炎热的天气里，把宝宝放进睡袋的时候，只需给他垫上尿布就可以，然后用一块纯棉的薄被单把睡袋固定在婴儿床上。

如果宝宝午觉没有睡够2个小时，你可以把早上的短休时间缩短到20~30分钟，把原定于11:00的那次喂奶提前到10:30。在睡午觉之前，给他加一顿餐。

进餐

建议在宝宝开始吃固态食物之前，每天晚上还是给他喂奶。现在的指导原则是，只有6个月以后才能给宝宝吃固态食物，以前这个时间限制是4个月。在第4~第6月之间，宝宝会经历一个快速生长期，这个阶段的营养需求依然需要得到满足。

以我的经验看，一天吃奶4次很难满足宝宝的营养需求。如果你决定取消每天最后一餐的喂奶，宝宝开始过早醒来，难以很快睡下，你不妨假定他是饿了，并且给他喂奶。那样，你还是得每天晚上给他喂奶，直到他开始摄入固态食物。如果发现晚上喂奶的时候宝宝拒绝进食，但是在凌晨5点又因饥饿而醒来，可以在喂奶之后就安顿他睡下，让他一直睡到早上7:00，在早上8:00前再加一餐。如果发生这样的情况，你要早一点给他喂奶，把时间安排在上午10:00~10:30之间。在睡午觉之前，建议你再给宝宝加餐一次，以确保他的午觉可以睡得很好。

在快速生长期，你会发现宝宝已经不满足于一天吃奶5次。如果发生这样的情况，你可以把早上那一餐分成两次（见本书第93页）。如果你已经取消下午5:00那餐，现在或许需要重新开始在这个时间给他喂奶。

如果宝宝在加餐之后依然表现得非常不开心，并且你也认为出现了可以断奶的各种迹象，可以和卫生随访员或者医生探讨一下这个问题。如果他们建议你在6个月之前就给宝宝断奶，在准备固态食物的时候一定要小心。在这个阶段，固态食物只是让宝宝尝尝鲜，是乳汁之外搭配的食品，绝对不要用固态食物来代替乳汁（见本书第152页）。为了避免出现这种情况，在宝宝吃固态食物之前，要先确保他已经摄入了所需量的乳汁。在宝宝摄入固态食物的时候，你可以在中午11:00喂奶之后，再给他吃一些加了乳汁或者奶粉的婴儿米粉。如果宝宝可以接受这种口味，你可以把米粉换到晚上6点喂奶后再给他吃，在中午11:00喂奶之后，让他吃一些断奶食物（见本书第154页）。

如果你发现宝宝因过于疲惫，无法在晚上6:00吃奶后再吃固态食物，可以在下午5:15和5:30让他喝乳汁的2/3，再吃固态食物。洗完澡之后，再把剩下的1/3乳汁喂他。如果宝宝喝奶粉，你最好准备两瓶冲好的奶粉，确保宝宝喝到的都是新鲜的奶粉。

一旦这一餐给宝宝吃下了固态食物，随着固态食物摄入量的增加，自然而然地，宝宝一天最后一餐的饭量会减少。如果宝宝吃这顿奶的时间很短，或者只喝下了几十毫升冲好的奶粉，就可以取消每天最后一餐，这样也不会有早醒的风险。

母乳喂养的宝宝，如果第5个月就断奶，在晚上10:00以前醒来，可能是这一餐吃得不够。你可以在下午5:30时让他吃奶，再吃一些固态食物。晚上6:15洗澡，之后再用挤出的母乳或者冲好的奶粉加餐。没有断奶的宝宝常常要在下午5:00和6:15分别吃一小顿，直到开始吃固态食物。

关于较早断奶的详细信息，请参照本书第149页。

Months Six to Nine

第13章 第6~第9个月

一旦宝宝满6个月，就要让他习惯在自己房间里睡觉。因为在未来的日子里，白天或者晚上睡觉时，都会有人在他周围活动，所以你最好循序渐进地推进这个过程。开始时，你可以把早间短休或午觉安排在宝宝自己的房间里睡。只要他在两个休息时段中的任何一个睡得很好，就可以在晚上7:00让宝宝在自己房间里睡。宝宝白天短休时可能不习惯睡在黑暗中，我建议，宝宝睡觉时，在他的房间安装一个小夜灯，直到他习惯睡在自己房间。一旦宝宝在这些休息时段睡得很好，你就可以逐渐把小夜灯撤掉。

第6~第9个月作息规范

进餐时间	**早7:00~晚7:00的休息时间**
上午7:00	上午9:15或9:30~10:00
中午11:30	下午12:30~2:30
下午2:30	
下午5:00	
下午6:30	**白天最长睡眠时间**2.5~2.75小时

上午7:00

• 这个时候宝宝应该被叫醒，给他更换尿布，在7:00之前喂奶。

• 用两侧乳房或奶瓶让宝宝饱餐一顿。如果已经断奶，在这次喂奶之后，可以给他吃一些加入母乳或者奶粉的早餐麦片和水果。

• 让宝宝保持2~2.5小时的清醒时间。

上午8:00

• 让宝宝在地板上舒展一下腿脚，或者做做游戏，时间控制在20~30分钟。你可以利用这个时间吃早餐。

• 给宝宝洗漱、穿衣，同时不要忘了给他全身褶皱和易干燥部位涂上一层防护霜。

9:15或9:30

• 在9:30之前，把窗帘拉上，把宝宝放进睡袋，关灯关门。睡觉时间控制在30~45分钟。

上午9:55

• 把窗帘拉开，睡袋打开，让宝宝自然醒来。

• 无论睡了多久，在上午10:00宝宝都应该处于完全清醒状态。

• 鼓励宝宝在地板上玩一会儿，或者带他出去走一走。

上午11:30

• 对7个月大的宝宝而言，在用水杯给他喝水或者让他喝稀释的果汁前，让他吃完大部分固态食物，可以让宝宝一边吃食物一边喝东西。

• 在你吃午餐的时候，可以鼓励宝宝坐在椅子上，给他一点小零食吃。

下午12:20

• 检查宝宝的被单，给他更换尿布。

• 把窗帘拉上，安顿宝宝在睡袋里睡下，关灯关门，这些环节要在12:30之前完成。

下午12:30~2:30

• 宝宝需要睡一个午觉，从他躺下到醒来，时间不要超过2个小时。

下午2:30

• 不论宝宝睡了多久，现在必须保持清醒，在下午2:30之前开始吃奶。

• 把窗帘打开，睡袋敞开，让宝宝自然醒来，给他更换尿布。

• 用两侧乳房给宝宝喂奶，或者给他喝一瓶奶。

• 喂奶的时间不要晚于下午3:15，否则会推迟下一次吃奶的时间。

下午4:15

• 给宝宝换尿布。

下午5:00

• 在用水杯给宝宝喝水之前，先让他把大部分固态食物吃完。睡前最后一餐奶水依然十分重要，这时要把他的饮水量控制到最小。

晚上6:00

• 在晚上6:00前给宝宝洗澡，6:30给他按摩、穿衣完毕。

晚上6:30

• 喂奶时间不要晚于6:30。这一餐应该用两侧乳房喂奶，或者喝一满瓶冲好的奶粉。

• 把灯光调暗，开始给宝宝讲故事。

晚上7:00

• 把宝宝安顿在睡袋里，关灯关门，这个环节要在晚上7:00之前完成。

本阶段作息规范进行的调整

睡眠

一旦宝宝适应了一日三餐的进餐方式，应该可以从晚上7点钟睡到早上7点钟。如果你遵循了最近的指导原则，在宝宝6个月的时候就可以给他断奶，开始摄入固态食物。宝宝也许还是需要晚间少量吃奶，一直到接近7个月的时候。如果宝宝未满6个月时已经断奶，并且适应了固态食物，就可以把夜里最后一餐的奶水取消。

如果宝宝在摄入固态食物之后依然没有缩减最后一餐的饭量，可能是他没有摄入足够的固态食物，或者晚上6:30那一餐需要吃得多一些。你可以把4天之内的乳汁和其他食物的摄入情况记录成一个食物日志,查找没有缩减最后一餐饭量的原因。如果确定宝宝的食物摄入量完全正常，晚上最后一餐继续吃奶只是出于习惯，建议你逐渐缩减最后一餐。如果你每间隔3~4天就把给他的奶水减少几十毫升，并且没有导致他早醒，就应该继续缩减最后一餐的奶水量，直到宝宝每天晚上只需喝几十毫升奶水的程度。一旦宝宝可以做到这一点，就可以把睡前的一餐彻底取消。

宝宝6个月的时候，就应该把早上的短休时间提前到9:30。这样可以鼓励他在中午12:30的时候开始睡午觉。一旦他已经适应了固态食物以及正常的一日三餐，并且午餐时间确定在11:45~12:00，这一点显得尤为重要。

有些宝宝适应三餐的固态食物后，就会睡整夜觉。如果宝宝一觉睡到早上8点左右，上午一般就不需要短休了。但是宝宝可能坚持不到中午12:30午觉的时候，因此需要上午11:30就吃午餐，中午12:15睡午觉（见本书第202页）。

宝宝6~9个月的时候,开始学会翻身,并且喜欢趴着睡觉。如果出现这样的情况，建议把他的床单和毛毯撤走，以免宝宝被这些物品缠住。到了冬季，应该换一个暖和一点的睡袋以保温。

进餐

如果你在宝宝6个月以后才开始给他吃固态食物，有一点很重要，你需要在短时间内尝试给他吃不同的食物，并且每隔几天就增加宝宝的饭量，或者在宝宝想多吃一点的时候，就给他增加饭量。你可以在上午11:00喂奶之后，让他吃一些婴儿米粉（见本书第153页）。此后每隔几天就给他尝试一种新的断奶第一阶段食物。

如果宝宝午餐和晚上加餐都可以吃一些固态食物，就可以早餐也吃一些固态食物。宝宝7个月的时候，可以不吃中午这顿奶粉了，午餐时给他吃一些蛋白质含量高的食物。可以给他吃一些断奶第二阶段食物中的蛋白质食物。

给宝宝准备蛋白质食物的更多细节，你可以参照本书第156页。断奶第一阶段、第二阶段食物的更多信息，可以参照本书第154页和第157页。

第6个月结束的时候，宝宝会愿意坐在餐椅上吃饭。宝宝坐在餐椅上吃饭的时候，要用安全带把他固定住，不要把宝宝一个人留在餐椅上。

宝宝6~7个月的时候，午餐要让他使用水杯来喝水。午餐时用安全带把宝宝固定在椅子上。一旦宝宝中午仅仅喝了几十毫升的奶水，你可以用温开水或者稀释的果汁代替奶水，温开水和果汁要盛放在水杯里给他喝。一旦宝宝午餐开始摄入蛋白质食物，就应该着手干这件事，这一点很重要。一旦午餐的奶水被取消，宝宝或许需要下午2:30时多吃一些。如果你发现宝宝晚上最后一次吃的量大大减少，午后2:30这一餐还是要让他少吃些。

宝宝六七个月的时候，午餐的固态食物应该转移到下午5点那一餐，并且作为正常的晚茶点给他吃。这时可以让他用水杯少喝一点水。晚上6:30吃奶的时候，要让他饱饱地吃一顿。

如果宝宝一直喝奶粉，在9个月大的时候，无论是喝水、果汁还是奶水，都应该用水杯。

宝宝开始长牙后，就要给他清洁牙齿，这一点很重要。到了这个阶段，你会发现，用一块纱布套在手指上，再蘸上一点婴儿牙膏，是清洁牙齿最简便的方法。这样也可以按摩宝宝的牙龈和牙齿。过一段时间，当宝宝长出更多牙齿的时候，可以用软帽牙刷给他刷牙。

Months Nine to Twelve

第14章
第9~第12个月

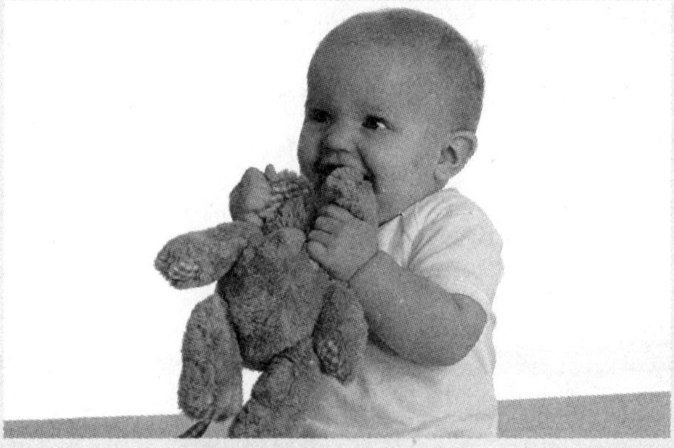

第9~第12个月作息规范

进餐时间	早7:00~晚7:00的休息时间
上午7:00	早9:30~10:00
中午11:45或12:00	下午12:30~2:30
下午2:30	
下午5:00	
下午6:30	**每日最长睡觉时间:**2~2.5小时

上午7:00

- 把宝宝叫醒，给他换尿布，在7:00前喂奶。
- 用两侧的乳房喂奶，或者用杯子给宝宝喝配方奶，然后吃早餐，让他喝挤出的母乳或者配方奶，外加一些水果和小零食。
- 让宝宝至少保持2.5小时的清醒时间。

上午8:00

- 在你吃早餐的时候，让宝宝在地板上玩20~30分钟，或者做一些游戏。
- 给宝宝洗漱、穿衣，记住给他身上有褶皱的部位和干燥的皮肤涂上防护霜。

上午9:30

- 拉上窗帘，把宝宝放进睡袋，关灯，关上门。宝宝需要短休15~30分钟。

上午9:55

- 把窗帘拉开，打开睡袋，让宝宝自然醒来。
- 不论宝宝睡了多久，在上午10:00必须完全清醒过来。
- 让宝宝在地板上玩一会儿，或者带他出去散散步。

中午11:45或12:00

- 在用杯子给宝宝喝水或稀释的果汁之前，让他吃下这餐的大部分固态食物，之后一边喝水（或果汁）一边吃剩下的食物。

• 当你吃午餐时，要鼓励宝宝坐在餐椅上面，给他吃一点小零食。

下午12:20

• 检查宝宝的床单，给他换尿布。

• 在12:30之前，把窗帘拉上，把宝宝放进睡袋，然后关灯关门。

• 从他躺下开始，午睡时间不应该超过2个小时。

下午2:30

• 不论宝宝睡了多长时间，在2:30之前，必须把他叫醒喂奶。

• 把窗帘拉开，睡袋打开，让宝宝自然地醒来，给他换尿布。

• 用母乳喂宝宝，或者喝奶粉。如果宝宝已经断奶，就用杯子给他喝一点水或者稀释的果汁，再吃一点小零食。

• 不要在3:15之后喂奶，那样会使晚餐时间推后。

下午4:15

• 给宝宝换尿布。

下午5:00

• 让他吃完这一餐的大部分固态食物，再用杯子喝少量的水或配方奶。在睡觉之前，宝宝依然要喝很多奶水。因此，这餐的奶水摄入要控制在最少的水平。

晚上6:00

• 在晚上6:00之前必须给宝宝洗澡，6:30前按摩、穿衣完毕。

晚上6:30

• 在晚上6:30之前给他喂奶。

• 用两侧乳房给宝宝喂奶，或喝200~210毫升冲好的奶粉。在满1周岁的时候，这个量应减少到150~180毫升，并且用水杯给他喝。

• 把灯光调暗，给他读一个故事。

晚上7:00

在晚上7:00之前，把宝宝放进睡袋，关灯，关门。

本阶段作息规范进行的调整

睡眠

在这个阶段，大多数宝宝白天的睡眠时间开始缩短。如果发现宝宝开始在夜里醒来或者早上很早就醒来，就要缩减白天的睡觉时间。

开始的时候，可以缩减上午的短休时间。如果宝宝以往都是睡30分钟，你可以把这一觉缩短到10~15分钟。有的宝宝可能会把午觉时间缩短到1.5小时左右，这会使宝宝下午变得非常疲倦并且烦躁易怒。如果宝宝出现了这样状况，可以尝试将上午短休彻底取消，看看这样能否提高午觉质量。如果宝宝不到12:30就开始发困，或许可以把他的午餐时间稍微提前一点。

在这个时候，有的宝宝可以扶着栏杆站起来，当他发现自己不会重新躺下去的时候，会变得非常不开心。如果发生这样的情况，可取的建议是，在把宝宝放回婴儿床的时候，要教会他如何自己躺下。在宝宝还没有学会自己站起来再重新躺下前发生这样的状况，你还是需要帮助他躺下去。值得注意的是，你在帮助他躺下去的时候，不要大惊小怪，也不要和他说太多。如果宝宝出现夜里支撑着站起来的情况，你要查看一下他白天的全部睡眠时间，因为宝宝在夜里醒来并且支撑着站起来，可能是白天睡眠时间过长引起的。如果是这样，通过缩短或者取消上午短休，就可以很轻易地改善此问题。有些宝宝在早于平均年龄的时候上午就不再短休，如果依然出现这样的状况，应考虑缩短他的午觉时间。在我的论坛里，也曾经听说过这样的情况：一个11~12个月的宝宝，午觉仅仅需要睡上1个小时左右，晚上却可以安然地睡整夜。

进餐

在这个时候，宝宝应该适应了一日三餐，并且有些时候可以给自己喂饭。这个阶段，让宝宝学会正确地咀嚼食物显得非常重要。他饭菜中的大多数食物都应该切碎，或者切成片和丁。到1周岁的时候，宝宝应该可以吃切碎的肉类。这个时候也是在食物中加入生蔬菜和沙拉的好时机。在每次进餐的时候，尽量让宝宝吃一些小零食。如果宝宝对勺子产生了兴趣，不要阻止他，给一把勺子让他握着。重要的是，让宝宝在进餐时感到快乐，即便他可能把食物弄得满地都是。

喝奶粉的宝宝，到9个月的时候，无论喝水、喝果汁，还是在早上和下午2:30

喝奶的时候，都应该使用杯子。在宝宝1周岁的时候，所有的饮品都应该用杯子来喝。

要想获悉本阶段固态食物的更多信息，请参照本书第162页。

Introducing Solid food

第15章
固态食物的摄入

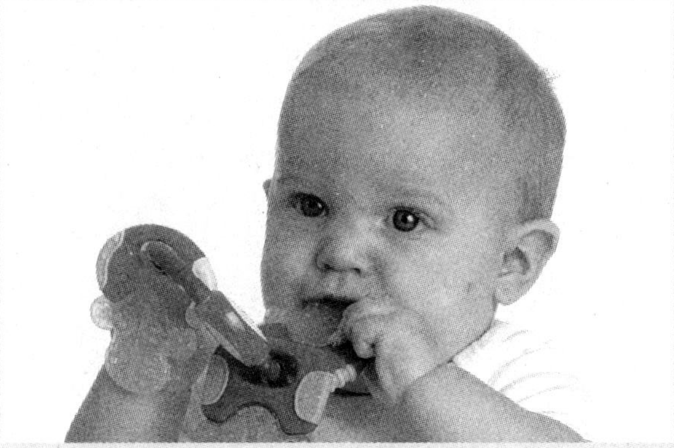

给宝宝断奶

2003年颁布的英国卫生部指导意见，得到了世界卫生组织的推荐。这份意见建议，宝宝6个月之前要用纯母乳喂养，并建议这一阶段不要给宝宝吃固态食物或者婴儿奶粉。卫生部之前的指导意见建议宝宝在4~6个月之间断奶，在17周之后可以摄入固态食物。因为宝宝的肠道及肾脏要发育4个月，才可以处理固态食物所产生的废弃物。如果在宝宝能够分泌消化固态食物所需的消化酶之前就给他喂食固态食物，会对他的消化系统造成伤害。过去20年间，很多专家都把过敏症的不断增加归咎于过早让宝宝摄入固态食物。

在编写本书的过程中，我通过我的网站同许多营养学家、儿科医生和上百位母亲进行了交流。很明显，这些建议都存在有争议的地方。确实，有些健康专家认为并非是过早断奶本身会威胁到宝宝健康。他们认为，是否对宝宝的健康造成伤害，取决于食物的种类。显而易见，只给6个月大的宝宝吃母乳是不够的。我的建议是，如果你对此有担心和疑虑，可以向卫生随访员或者医生咨询，获取相应建议。

应对这一问题的黄金法则是：在宝宝未满17周，或者他的神经、肌肉协调能力发育完全之前，不要让他摄入固态食物。因为只有神经、肌肉的协调能力发育到一定程度时，宝宝才可以控制头部和颈部，坐在餐椅上吃饭。当他达到这种程度的时候，只要可以把食物从口腔前部送到后部，他就可以轻松地把食物吞咽下去。

如果你遵循了本书所建议的断奶计划，并且按照推荐的次序让宝宝摄入固态食物，你就可以放心，宝宝不会出现过敏症状。在6个月大的时候，宝宝需要摄入富含铁元素的食物，因为这个时候宝宝出生时体内储存的铁质已经消耗光了。铁元素对于血液的健康至关重要，红细胞可以把氧气搬运到全身各部位。铁元素摄入量不足的宝宝容易患上缺铁性贫血，这种疾病会导致疲劳、易怒、精力不足等。在全英国的宝宝中，大概有1/4都有缺铁性贫血的症状。所以，母乳喂养的宝宝在6个月断奶的时候，必须摄入一些富含铁质的食物，比如早餐麦片、西兰花、扁豆等。你应该尽快让他尝试各种富含铁元素的蔬菜和肉类。奶粉喂养的宝宝可以从奶粉中获取铁元素。

宝宝断奶的时间因人而异。你可以密切地留意他是否表现出可以断奶的迹象，这种迹象的出现可能比卫生部建议的时间要早一些。如果宝宝未满6个月，但是已经表现出了如下的迹象，你就可以和卫生随访员或者医生探讨一下，是否可以早一点给他断奶。

希望下面的指导原则可以帮助你明确那些可以断奶的迹象。

- 宝宝过去每天能从两侧乳房饱饱地吃奶4~5次，或者可以喝下240毫升冲好的奶粉，在两餐之间可以愉快地待上4个小时；但现在他变得烦躁易怒，在下次喂奶之前很长时间就开始啃手。

- 宝宝每一餐都可以从两侧乳房当中喝足奶水，或喝下240毫升冲好的奶粉，并且刚刚吃完一餐就哭喊着要再吃。

- 以前无论是白天还是夜晚睡眠质量都很好，但是现在却越来越早地醒来。

- 宝宝总是啃手，表现出手眼协调能力，开始尝试着把一些东西放进嘴里。

如果宝宝已经4个月大了，体重达到了出生时的2倍，并且总是表现出上述大部分迹象，你就可以给他断奶。如果他还不足6个月，你可以向卫生随访员咨询一下，从而确定下一步应该怎么办。如果你打算6个月以后断奶，然后让他摄入固态食物，当他越来越饿的时候，可以多给他喂几次奶，以此缓解饥饿感。有一些宝宝，从前只需在晚上10:30吃一点奶就可以睡上一个通宵，现在则需要更多地摄入奶水。如果宝宝在不到6个月时正处在一个快速生长期，你还是需要半夜再喂一次奶。要知道，随着宝宝一天天长大，他的胃口也在逐渐增大。如果你想在宝宝6个月大之前都用母乳喂养，一天仅喂奶4次就不合理。

母乳喂养的宝宝

很难说清楚吃母乳的宝宝现在能吃多少奶水。如果宝宝已经超过4个月，已经表现出上述迹象，你就要和卫生随访员或医生讨论一下，看看到底哪一种做法比较适合他。

如果宝宝不到4个月大，每周体重增加也不理想，可能是因为你在夜间的乳汁分泌不足，这个时候他需要更多的奶水。我建议，你在晚上最后一次喂奶之后，再给他吃几十毫升挤出的奶水或者配方奶。如果这样不起作用，或者他在夜里醒来的次数超过了一次，我会建议完全用奶粉来替代最后一次喂奶。你可以让丈夫帮忙喂，那样你就可以早一点上床睡觉。但是休息之前，你要在晚上9:30~10:00挤一次奶，无论挤出多少，都可以避免乳汁分泌继续下降。很多妈妈会发现，她们在这个时候只能挤出90~120毫升的奶水，比宝宝这一餐需要的奶水量少得多。其实，你挤出的奶水可以在其他时间喂给宝宝，这样可以避免他吃太多奶粉。

这种做法通常可以满足宝宝的胃口，并改善他的体重状况。千万不要在17周之前给他断奶，如果你要在6个月之前给宝宝断奶，应在医生的指导下进行。

需要避免的食物

宝宝1~2岁时，有些食物最好少吃或者不吃，因为它们可能会对宝宝的健康造成伤害。糖和盐被公认为是两种对健康威胁最大的食物。

糖

宝宝断奶的第一年，最好不要给他吃糖。因为这时吃糖会让他偏好甜食。如果吃太多含糖或含盐的食物，宝宝对主食的胃口就会受到严重影响。但是你购买食品时，这些成分难以避免。《英国消费者协会杂志》的调查显示，在420种接受检测的婴儿食品中，有40%含糖或果汁。在购买麦片等食品时，要仔细查看其成分表。糖可能以下列形式出现：葡萄糖、果糖、蔗糖。同时也要留意糖浆和浓缩果汁，它们也会被用来做甜味剂。

饮食中含有太多的糖分，不仅会让宝宝对主食提不起胃口，也会引起诸如龋齿和肥胖等严重问题。糖能很快地转化为能量，如果婴幼儿过度摄取糖分就会变得多动。烤扁豆、意大利面、玉米片、炸鱼条、果冻、番茄沙司、灌装汤料和某些酸奶等是含糖食品。所以当宝宝开始学走路的时候，不要让他吃太多上述食品。你也可以时常检查一下果汁和南瓜罐头的成分标签，这很重要。

盐

2岁以下婴幼儿的食物里不应加盐——宝宝可以通过自然的方式——例如蔬菜——来获取需要的盐分。给他的食物里加盐是很危险的事情，因为这可能给他未发育成熟的肾脏增加负担。研究表明，如果宝宝摄入过多盐分，可能在日后引起心脏病。当他可以和家人一起吃饭的时候，注意，在烧菜时先不要加盐。把宝宝的那份盛出来，再给剩下的部分加盐。

和糖一样，很多食品都含有很高的盐分。因此在给宝宝吃这些食品之前，要仔细查看成分标签。

宝宝食物的准备与烹制

为宝宝准备食物不仅要经济实惠，更重要的是要对他身体有益。如果你事先准备大量食物，并且分成若干等分冷藏在冰柜里，宝宝进餐时就不会费时间。喂奶器具、制冰盒、冷藏容器等要经常消毒。同时，在准备食物的过程中要遵循下列原则。

- 准备食物时，食具表面要用杀菌剂清洗，并用餐巾纸擦拭干净，厨房里的抹布和毛巾通常是细菌滋生的地方，应忌用。

- 新鲜的水果和蔬菜应该仔细削皮、去核、去籽，并削掉表面上的瑕疵。所有果蔬都应该用纯净水仔细清洗。

- 如果你提前给宝宝断奶，要记住，在他满6个月之前，所有水果、蔬菜都要用纯净水煮熟。里面不要加盐、糖或蜂蜜。

- 在初始阶段，所有食物都要煮软，捣烂，使其达到一定的黏稠度。在里面加一些煮菜的汤，调和成类似酸奶的黏稠程度。

- 如果用料理机搅拌食物，你要把搅拌后的泥状食物倒进一个碗里，用汤匙仔细检查是否有块状物，再将其倒进制冰盘，放进冰箱储存。

给餐具消毒

在宝宝最初6个月里所有餐具都要认真消毒，奶瓶和奶嘴用一次就必须消毒一次。制冰盒和冷藏容器可以放进大的汤锅里用沸水煮5分钟，以此消毒杀菌。如果你有蒸汽消毒器，可以按照说明书建议的时间给汤匙和饭碗等消毒。餐具还是要像往常一样使用洗碗机清洗消毒，或者用热水壶里的热水冲洗。

把食物打包冷藏的相关指导原则

- 煮过的搅拌成泥状的食物，一旦冷却下来就要立即放进冰箱冷冻。

- 不要把还热着的食物放进冰箱或者冰柜里冷冻。

- 用冰箱温度计检测一下冰箱的温度，冷冻温度应该在-18℃以下。如果没有冰箱温度计，可以到五金店或购物中心的炊具专区购买。

- 如果用制冰盒盛装泥状食物，可以将其敞开盛放直至其固化，再从冰箱里取出，放进消过毒的塑料盒里，把食物密封冷冻。未消过毒的包装（比如塑料袋）可以在宝宝6个月大之后使用。

- 在包装上贴上标签并注明日期。

- 在6个月内吃完这些食品。

- 不要把反复加热过的食物放进冰柜冷冻，只有那些原来是生的，经除霜、煮熟后的食物才可以放回冰柜，比如鸡胸脯肉就可以煮熟后以砂锅的形式存放在冰柜里。

解冻提示

- 如果你忘了把需要冷冻的食物放回冰箱，或者食物在室温中存放的时间超过一夜，就要在食物解冻的时候马上把它放进冰箱冷藏。食物都要盖上盖子或保鲜膜，并且用一个盘子接住滴下来的水。
- 不要把食物放在温水或者热水里，以此加速食物解冻。
- 解冻的食物要在24小时内吃完。

加热提示

- 保证食物充分受热，这样才可以杀死细菌。如果食物用罐子盛装，在加热时要放在盘子里，不要直接用罐子加热。吃剩的食物要扔掉，不要二次加热。
- 如果一次性准备了很多食物，你可以每次取出所需的量，把其余部分冷藏起来。不要把所有食物一起加热，再把吃剩的部分冷冻。
- 如果宝宝只吃了很少一点，你可能会想把剩下的部分重新加热后再喂给他。不要这样做，因为宝宝对于毒性物质的感知比大人敏锐，所以你要养成习惯——只要是剩饭就立即扔掉。
- 食物只能加热一次。

提前断奶

如果宝宝未满6个月就已断奶，你要记住，奶水仍然是本阶段最重要的食物，它能提供维生素和矿物质。在未满6个月时，固态食物只能是作为偶尔的尝试，或者是作为奶水的补充。宝宝的固态食物摄入量要在几周内缓缓增加，逐渐让他适应每日三餐的固态食物。每次进餐时，你要先给他喝奶水，再让他吃固态食物，这样在6个月大时，他的奶水摄入量就不会突减。

萨里大学的研究表明，如果给婴幼儿吃过多水果，可能会引起宝宝腹泻，导致生长缓慢。学者建议，由于宝宝肠道未发育完善，还不能吸收太多水果，因此，断奶期间最好的食物是婴儿米粉。

注意，宝宝开始长牙并摄入固态食物的时候，每天饭后最好给他清洁两次牙齿。

如何开始断奶

- 每日上午11:00喂奶后给宝宝喂食固态食物。事先准备好：宝宝椅、围兜、汤匙、碗和一块干净的湿抹布。

- 取一勺有机婴儿米粉，用挤出的母乳或者温开水勾兑到适当黏稠度。

- 在喂食婴儿米粉之前，要确保其已冷却到一定温度。要选用塑料而非金属质地的汤匙，因为金属汤匙可能过于锋利，也可能过热，不适合用来喂饭。

- 有的宝宝需要适应用汤匙吃饭。你要把汤匙伸进他的嘴里，把食物碰到他的上颚，使他能用上牙龈把食物弄下来，再咽下去。这样的喂饭方式可以促进其进食。

- 一旦宝宝已适应了上午11:00吃奶之后摄入一些婴儿米粉，你就可以把婴儿米粉的进餐时间换到晚上6:00喂奶之后。如果他吃完一勺之后还想要，你就要增加他的固态食物摄入量。当然，要想这样做，必须遵守一个前提:他在晚上6:00那餐已经摄入了足够的奶水。

- 一旦宝宝在晚上6:00吃奶之后，还能愉快地吃下1~2勺乳汁或奶水勾兑的婴儿米粉，中午11:00喂奶之后就可以让他吃一些鸭梨果泥。对不满6个月的宝宝而言，这种情况通常发生在断奶后第4~第6天，而对于超过6个月的宝宝，这种情况可能发生在断奶后第2~第4天。

- 要根据宝宝的实际需要，逐渐增加其固态食物的摄入量。当宝宝把脸转开并且开始变得挑剔的时候，说明他已经吃饱了。

- 如果宝宝可以接受鸭梨果泥，可以在晚上6:00喂奶后喂一些。你可以在里面添加一些婴儿米粉，这样果泥更可口，也能避免便秘。

- 在现阶段，上午11:00喂奶之后，你可以少量地让宝宝摄入各种有机果蔬。为了避免宝宝养成对甜食的依赖，可以让他多吃蔬菜，少吃些水果。在这个阶段，不要给他吃口味过重的食物，比如菠菜和西兰花。块茎类蔬菜（如胡萝卜、甘薯、甘蓝）是不错的选择，这些蔬菜含有天然糖分，吃起来感觉甜一些，并且口感温和，宝宝也许会喜欢。

- 对于不到6个月的宝宝，你可以每隔三四天就少量地让他尝试一种新食物。每隔一周就在这两餐之间增加1~2勺的固态食物。对于超过6个月的宝宝，增量可以更大一些。只要你遵循了第一阶段的断奶食谱（见本书第156页），就可以缩短让他尝试新食物的时间间隔。除此之外，写进餐日志也可以帮助你了解宝宝对每一种新食物的反应。

- 宝宝把新食物吐出来的时候，你不要表现出不开心，脸上要保持微笑;尽量采取积极的态度，可能他并不喜欢这种食物。你要记住一点，这种食物对他来说是一种新东西，而他对不同的食物可能有不同的反应。

- 在给他吃固态食物之前，还是要先给他喂奶，因为从营养学角度讲，奶水依然是这个阶段最重要的食物。然而，每个宝宝的胃口是不一样的，从我的经验来看，大多数宝宝不论是吃母乳还是吃奶粉，每天都可以饱餐4~5次。只要他健康活泼，并且习惯固态食物，这个月龄每日所需的最低奶水量是600毫升。

断奶第一阶段：第6~第7个月

如果宝宝在6个月以前就开始断奶，也许他尝试过了婴儿米粉，以及一些蔬菜和水果。关于何时给宝宝喂食米粉，以及如何喂蔬菜水果，你可以参考本书的建议（见本书第153页）。一旦宝宝开始断奶，你就要开始让他尝试本书第156页列出的第一阶段不同的断奶食物。所有果蔬依然需要在纯净水中蒸煮至发软，捣成泥状。再加入煮过这些果蔬的汤，搅拌至所需黏稠度，有些蔬菜里可以放一点没放盐的鸡肉。

在这个阶段，不要给宝宝吃乳制品、大麦制品、鸡蛋、坚果和柑橘类食物，因为这些食物最有可能导致过敏。在宝宝未满1周岁之前，不要在食物里添加蜂蜜。在他可以消化一定量的固态食物之前，不要给他吃鸡肉和鱼肉。

有些营养专家认为，蛋白质食物会给宝宝的肾脏和消化道造成压力。对于这一点，我深表赞同。我经常遇到由于过早给宝宝吃猪肉、禽肉、鱼肉而产生的各种问题。一旦你让宝宝尝试了所有的第一阶段断奶食物，就可以给他吃蛋白质食物了。同时，可以把小扁豆、西兰花和富含铁质的早餐麦片作为他身体铁元素的主要来源。

当宝宝年满6个月并且开始断奶的时候，你就要尽快让他尝试完所有第一阶段的断奶食物，这样才可以规律性地让他摄入铁质含量丰富的蔬菜和肉类。每隔几天，可以在晚间茶点增加一勺婴儿米粉，并且在午餐的主食当中增加一格固态食物。一旦宝宝开始摄入固态食物，你就要把每天的喂奶次数减少到4次。

在6~7个月之间，根据宝宝的具体断奶时间，每天应该吃2~3次碳水化合物。碳水化合物可以通过麦片、全麦面包、意大利面或者土豆等方式来摄入。同时，宝宝每天的食物也应该包括三次果蔬以及一次植物或动物蛋白。

断奶食物

婴儿米粉、鸭梨、苹果、胡萝卜、甘薯、土豆、青豆、甘蓝等，是理想的第一阶段断奶食物。当宝宝能愉快地接受这些食物的时候，就可以给他吃芒果、桃、西兰花、鳄梨、大麦、豌豆及花椰菜等。

当宝宝6~7个月时，如果可以摄入一定量的固态食物，猪肉、禽肉、鱼肉以及小扁豆等蛋白质食物也可以出现在他的食谱里。在给宝宝吃这些食物之前，要确保里面没有骨头，并且把脂肪和肉皮去除。有些宝宝会觉得单纯的蛋白质食物味道太重。如果这样，在他习惯这些口味之前，你在做鸡肉或者猪肉沙锅菜的时候，可以往里面加一些他已经熟悉的块茎类蔬菜，做鱼肉的时候可以往里面加一些奶酱。当然，在准备肉类沙锅菜的时候，你还是要用食物料理机搅拌一下。

蛋白质食物可以在午餐时给他吃，因为它比碳水化合物更难消化，午餐吃这些食物，到晚上睡觉之前就可以消化掉。

断奶期的早餐

宝宝若在中午11:00前很早就饿了，固态食物就可以作为早餐给他吃。这种情况一般发生在6~7个月时。一旦他开始吃固态食物早餐，你就可以逐渐把上午11:00那次喂奶向后推，一直推后到上午11:30~12:00。我发现，有机米粉或麦片中加入少量果泥是大多数宝宝的最爱。7个月大时，如果宝宝能饱餐一顿由麦片、水果（或加一点烤面包）做成的早餐，你就要致力于缩减他用奶瓶吃奶的摄入量。尽量把奶水作为饮品和麦片的添加物。在让宝宝吃固态食物之前，尽可能先让他喝完150~180毫升的奶水。

如果依然用母乳喂养，首先可以逐渐缩减宝宝在第一侧乳房下吃奶的时间，让他吃一些固态食物，再让他在另一侧乳房吃奶。有一点值得注意：不要过快增加固态食物摄入量，也不要过快减少奶水摄入量。

如果宝宝已7个月大，并且不愿意吃早餐，你可以少给他喂一点奶，以此鼓励他多吃一些固态食物。

不论开始摄入固态食物的时间是在6个月以前，还是满6个月后，你都要遵循类似下面的蛋白质食谱。这可以确保宝宝逐渐适应一定量的固态食物，从而为蛋白质食物的引入打下基础。

午餐固态食物的摄入

如果宝宝在早于建议的时间（见本书第153页）就已经断奶，并且可以吃下6勺混合在一起的蔬菜泥，只要他一满6个月，就可以吃蛋白质食物了。如果他6个月时才断奶，你大概要花上2~3周的时间，才可以让他的固态食物摄入达到上述分量。

上午7:00或7:30	母乳或配方奶180~240毫升
	2~3汤匙掺有母乳或者奶粉的燕麦片，外加1~2汤匙果泥
上午11:15或11:30	母乳或配方奶60~90毫升
	2~3汤匙甘薯糊，1~2汤匙块茎蔬菜糊，1~2汤匙掺有鸡汤的绿色蔬菜糊
下午2:00或2:30	母乳或配方奶150~210毫升
下午6:00	母乳或配方奶180~240毫升
	5~6汤匙掺有母乳，配方奶或温开水的米粉，外加2汤匙果泥

在这个阶段，要慢慢地让宝宝尝试新的蛋白质食物，每隔3天就尝试一种新食物是比较恰当的频率。如果宝宝对这种食物没有太大反应，每天可以用一格或两格这种食物来代替蔬菜泥，直到6格食物都是蛋白质为止。

如果午餐时宝宝已能饱餐一顿蛋白质食物，他的饮水容器就应该改成水杯。6~7个月大时，午餐可以采用递进式喂养方式。如果宝宝午餐只喝下了几十毫升奶水，你可以用凉开水或者稀释果汁来代替了。午餐的奶水被取消，可能会导致宝宝在下午2:30喂奶时多吃一些。然而，如果你发现晚餐时宝宝的固态食物摄入量剧减，或者睡前吃奶时少吃了很多奶水，就要控制午餐时的奶水摄入量了。在6~7个月时，一旦宝宝习惯了午餐摄入蛋白质，晚间的蛋白质食物就可以转为下午5:00正常的茶点，同时让他少量饮水。在晚上6:30左右，让他饱餐一顿奶水。

学习水杯的使用

一旦宝宝接受了蛋白质食物，午餐时的奶水就可以用温开水或是稀释果汁代替。为了培养他使用水杯，此时应该将各种饮品都盛放在水杯里。在这个月龄，大部分宝宝都已经具备吮吸和吞咽能力，为了促进这两种能力，你要坚持让他用水杯喝水。如果这一餐宝宝喝得很少，你也不必过于担心。在下午2:30那次喂奶他可能会多吃一些，或者晚些时候会多喝一些温开水。如果你发现，断奶之后宝贝的午觉质量不高，在午间短休之前，你需要少量地用奶水给他加餐。但是在这个阶段很重要的一件事就是：所有饮品都应该盛放在水杯里面给他喝。

晚间茶点

当你确信宝宝已接受了固态午餐的时候，原定于晚上6:00之后的麦片和水果就可以改换成正常的晚间茶点了。因为他已拥有均衡的早餐和午餐，对这一餐你大可以心中释然。下午5:00时候，就可以让宝宝坐在桌旁，给他吃一点儿点心。有些宝贝在这个时候会表现得烦躁易怒，基于此，你可以给他准备一些简便快捷的食物——比如事先准备好的蔬菜浓汤、蔬菜烤饼等。除此之外，意大利面或烤土豆配上蔬菜和酱汁，也是既有营养也容易操作的食物。如果他很饿，你可以给他吃一个布丁或者一块乳酪。

每日饮食需求

到6个月时，如果断奶较早，宝宝可能已经适应了一日两餐的固态食物；在宝宝6~7个月大时，就要致力于让他适应一日三餐的固态食物。其中应包括3份含糖食物，例如谷物、面包、面条等；至少3份蔬菜和水果，1份用食品料理机搅拌过的猪肉或者鱼肉，或者2份豆类。在6个月大时，宝宝已经消耗掉了大部分出生时带来的铁元素。从那时起到1周岁，宝宝身体对铁元素的需求量非常高，因而适量摄入铁就显得尤为重要。你可以多给他吃一些富含维生素C的水果或蔬菜，这些食物有助于麦片和肉类中铁元素的消化吸收。

认真考量宝宝的固态食物摄入量至为重要，因为只有这样才能摄入适量奶水。尽管随着固态食物摄入的增加，宝宝上午11:00那一餐的奶水摄入会随之减少，但每天奶水摄入量依然不能少于500~600毫升，包括其他食物中所含的乳品。第6个月开始断奶的宝宝，一天依然需要喂奶4~6次。如果他已欣然接受固态食物，就可以迅速减少其奶水的摄入量。

有些宝宝6个月大时依然要喝很多奶水，并且对固态食物存在抗拒情绪。如果你的宝贝属于这种类型，你需要做的就是，在上午11:00喂奶时让他少吃一些，以激发其对于固态食物的兴趣。未来的两周，你的目标应该是让他习惯一日两餐的固态食物。到第7个月，无论何时开始断奶，宝宝都应该可以接受一日两餐的固态食物，并且开始向一日三餐的固态食物推进。这一阶段的固态食物应包含各种不同的食物组合。

有的宝宝一天饱餐三顿蛋白质食物，依然觉得很饿。如果遇到这样的情况，你需要在上午10点左右和下午让他摄入一些饮品和水果。

宝宝快满6个月时，每日的食谱如下。

如果宝宝一天能正常进食三餐固态食物，并且饱餐三次奶水，就可以在夜里坚持12个小时不用进餐。如果宝宝摄入固态食物以后，最后一餐奶水摄入量并没有减少，他可能并没有摄入与年龄相适应的足量固态食物，或者晚上6:30那一餐吃得太少。你可以把4天之内宝宝的饮食情况记录成日志，这样可以帮助你找出最后一餐奶水摄入量并未减少的原因。

快满6个月时，也许宝宝愿意坐在餐椅上吃饭。这个时候一定要看好他，不要让他独自坐在餐椅里。

上午7:00~7:30	**早餐**
	母乳或180~240毫升配方奶
	拌有奶水的燕麦粥和水果，或抹有果酱的面包片
上午11:30	**午餐**
	鸡肉沙锅，或小扁豆蔬菜馅饼，或搭配蔬菜及奶油的蒸鱼
下午2:30	**下午点心**
	母乳或者150~210毫升配方奶
下午5:00	**茶点**
	带有奶油蔬菜的烤土豆，意大利面外加少许红辣椒酱
	牛奶布丁或乳酪
	少量饮水，盛在水杯中
下午6:30	母乳或180~240毫升配方奶

断奶第二阶段：第7~第9个月

在断奶第二阶段，随着固态食物摄入的增加，宝宝喝奶量会逐渐减少。但是每天依然需要500~600毫升的奶水。这些奶水不但包括三次喂奶直接摄入的乳汁，也包括其他食物中添加的乳品。在这个阶段，你应该致力于让宝宝适应一日三餐的固态食物。这样一来，在宝宝满9个月的时候，就可以从固态食物中摄取大部分营养了。同时，要尽可能丰富食物的种类（碳水化合物、蛋白质、水果、蔬菜），这样才能满足宝宝多样化的营养需求。

在这个阶段，大部分宝宝都能接受一些口味稍重的食物，也能从食物的不同质地、颜色和观感获得乐趣。所有食物应该磨碎或者搅拌一下，不同食物不要混在一起。水果不需要煮，可以把它切碎或捣烂。在这个周龄段，宝宝会开始往自己嘴里送食物。生鲜水果、微煮过的蔬菜和面包等都可以作为小零食。在这个阶段，宝宝多半只是摆弄这些食物而不是真正去吃。不要干涉他，给他机会学习，这样才能让他日后养成良好的进餐习惯。如果在吃饭之前他的手里拿过小零食，一定要记着给他洗手，在吃饭时也不要让他处于无人看管状态。

在断奶第二阶段，宝宝的食物开始趋于多样化，准备食物的时候就可以考虑全家的口味了。当你给他吃沙锅菜的时候，还是要把肉类捣烂或者用搅拌机搅拌一下：取一定量肉类，加一点水，捣碎或者搅拌到宝宝能接受的程度。沙锅里面也要添加一点蔬菜。在这个阶段，你仍需要把蔬菜切成丁或者片，但是已经不用把所有食物都捣烂或者搅拌得很碎了。

在宝宝八九个月大的时候，会想使用勺子。为了鼓励这种行为，在喂饭的时候，你可以准备两把勺子。其中一把交给他，让他自己去尝试，你则用另一把给他喂饭。

你可以在旁边协助，轻轻握住他的手腕，帮他把勺子送到嘴边。在这个阶段，每餐都应该准备一些小零食。

需要引入的食物

这个阶段，可以给宝宝喂一些乳制品、面条和麦片。做饭时可以用全脂牛奶，但是只有到1周岁以后才能给他喝全脂牛奶。准备食物时可以添加少量不含盐的黄油。他现在已经可以吃蛋黄了，但必须要煮熟。乳酪应该是灭菌的全脂乳酪，并且要切碎，最好选购有机乳酪。在这个阶段，橄榄油可以在做饭时使用。

宝宝的食谱中也可以包括鱼类，例如金枪鱼。但要选择植物油烹制的鱼肉，因为罐装在卤水里的鱼类含盐量很高。也可以给宝宝喂不同种类的蔬菜，例如彩椒、豆芽、南瓜、卷心菜和菠菜等。如果宝宝无过敏史，西红柿和稀释的低糖果汁也可以让他尝试。所有食物都应该逐步引入，在此过程中你要密切留意他对于食物的反应。

如果宝宝已经习惯用勺子取食，蔬菜就只需捣烂，而不需弄成泥状。要是他能愉快地接受这种捣烂的食物，你就可以让他少量地吃一些小零食。蔬菜应该煮至发软，切成丁；或者蒸熟，搅拌到一定的黏稠度。

如果宝宝能接受微煮的蔬菜片和柔软的生鲜水果片，就可以让他尝试面包或低糖饼干。如果宝宝在9个月大之前，已经长了几颗牙，就应该能吃下一些剁碎的生蔬菜。现在宝宝可以吃果脯，但是在吃之前，要洗净并且用清水浸泡一夜。

早餐

低糖的五谷杂粮现在可以作为食物选项，但是要选择富含铁和维生素B的谷类。如果家族有过敏史，则要暂缓引入——可以先向卫生随访员、医生或者营养师咨询一下。如果宝宝不愿吃杂粮，可以尝试着往里面加些捣碎的水果。燕麦和小麦成分的食物要轮流提供，即便宝宝有所偏好，也不要只吃某一种。为了鼓励宝宝取食，你可以给他吃一点黄油面包。当他能用手指取食的时候，就可以在黄油面包之外再搭配一些水果和乳酪。

大部分宝宝早上第一件事仍然是喝奶，可以先让他喝下2/3的奶水。等他快9个月大时，对奶水的欲望可能不再那么强烈，这个时候你要尽量用水杯来给他喝早餐时的奶水。

午餐

如果宝宝早餐状态正常，午餐就可以推后到上午11:45~12:00。如果宝宝早餐吃得很少，午餐就应稍微提前。如果他上午睡眠很少，午餐也就需要早一会儿。你要记住一点，过度疲惫的宝宝难以有好的进餐状态，你要根据宝宝的实际情况确定午餐的具体时间。

在断奶阶段，你应该在午餐给宝宝补充蛋白质。如有可能，尽可能购买有机肉类，因为它们不含添加剂和生长激素。在满18个月之前，不要给宝宝吃腌肉和火腿等食物，因为它们含盐量很高。尽管在这个年龄段，他的饭菜中可以添加一些调料，但是依然不能添加过量的盐或糖（请参照本书第151页关于应避免食物的内容）。

要想让宝宝摄入蔬菜，就应该参考一下专家的意见，保证氨基酸摄入的平衡。单纯吃蔬菜不能提供足够的氨基酸，只有和其他食物适当搭配，才能给宝宝提供足够的蛋白质。

如果宝宝已经适应蛋白质食物，午餐时，你就可以将温开水或稀释果汁代替奶盛放在水杯里让他喝。你也许会观察到这样的现象，使用水杯时，他只能喝下少量的饮品，但是在下午2:30却会摄入更多的奶水，或者傍晚会喝下更多的温开水。

如果用过主食之后，宝宝还是感觉饿，可以给他吃一点奶酪、面包条、切好的水果，或给他喝一点酸奶。

晚间茶点

如果宝宝很喜欢零食，在晚茶时可以给他吃一块小三明治。此外，烤土豆或意大利面搭配一些蔬菜和酱汁也是不错的选择。但是，在现阶段，宝宝吃这些食物时还需要大人协助。晚茶时间到来之前，有些宝宝可能很累，并且焦躁不安。如果他这一餐吃得较少，可以让他尝试一些米粉布丁、麦片、胡萝卜泥或者香蕉饼等。用过点心之后，再用水杯给他喝点水。但是不要让他喝得太多，否则会推迟下一次吃奶的时间。在这个阶段，睡觉之前的那次喂奶也很重要。如果这次喂奶奶水摄入量剧减，你就检查一下他是否摄入了过多固态食物或饮水过量。

每日饮食所需

在断奶第二阶段，让宝宝适应一日三餐的正常饭菜很重要。所谓正常饭菜应包括3份糖类，例如麦片、面包和意大利面，再加上至少3份果蔬，1份捣烂的猪肉、鱼肉或豆类。在6个月大时，宝宝已经耗尽了体内大部分出生时储存的铁质。由于6~12个月宝宝的身体发育对铁元素需求量极大，所以要给他吃高含铁的食物适量的这种物质。为了帮助他消化麦片和肉类所含的铁质，你要经常给他喂一些水果或者蔬菜。不要让他同时摄入蛋白质食物和奶水，因为这样会影响铁质的吸收，将铁质的吸收减半。

此时，宝宝每天依然需要摄入500~600毫升的母乳或冲好的奶粉。当然，这个摄入量也包括其他食物所包含的乳品。如果宝宝开始拒绝喝奶，你可以尝试着缩减茶点时间的固态食物摄入。当他快9个月大时，要让他用水杯喝完所有的早餐奶。在本阶段，除了睡前的喂奶，其他所有的饮品都应盛放在水杯中。

一个非常饿的宝宝，如果每日能饱餐三顿奶水，外加三顿的固态食物，上午你可能还是要让他摄入少量的饮品和水果。

8~9个月的宝宝，一天的食谱应该如下。

上午7:00~7:30	早餐
	母乳或210~240毫升奶水，用水杯盛放
	混合果泥搭配乳酪，或小麦/燕麦搭配牛奶果泥
上午11:45	午餐
中午12:00	鸡肉、西兰花和奶油沙司面，或鱼肉饼加卷心菜和洋葱、土豆
	水果和乳酪。
	温开水或稀释果汁，以水杯盛放
下午2:30	下午点心
	母乳或150~180毫升冲好的奶粉
下午5:00	晚间茶点
	烤土豆加切碎的乳酪和苹果，或搭配蔬菜宽面
	温开水或稀释果汁，以水杯盛放
下午6:30	母乳或180~240毫升冲好的奶粉

断奶第三阶段：第9~第12个月

在第9~12个月，除了那些高脂肪、高糖和含盐量高的食物，宝宝可以津津有味地享用各种食物。在这个时候，依然不要给他吃花生和蜂蜜。重要的是让他学会正确地咀嚼食物。尽管食物切碎或者切成丁就可以，但肉类还是要用料理机搅拌一下或切碎。宝宝快1岁时，可以吃剁碎的肉类。这时也是引入生鲜蔬菜和沙拉的好时机。每一顿饭都给他准备一些小零食。如果宝宝对勺子表现出兴趣，不要阻止他。当他一遍遍地把勺子放到嘴里的时候，你可以用另一把勺子盛上食物，让他试着用自己手里的勺子把这个勺子里的食物弄进嘴里，你则需要迅速用你的勺子接住掉下来的食物。在1周岁之后，只要有一定的帮助和指导，大部分宝宝都能自己吃一些饭。要点在于宝宝能愉快地进餐，他会把一部分饭菜掉在地上，大人不要表现出厌烦的态度。

早餐

这一餐的目标是让宝宝摄入200毫升奶水，可以在餐前喝一半，餐后再喝一半。作为调节，每周可以给他吃1~2次摊鸡蛋。

早餐开始时，依然需要先喂奶，等他喝下150~180毫升奶水之后，喂一些麦片，再让他喝完剩余的奶水。需要强调的是，要让宝宝边吃麦片边用水杯喝奶，以这样的方式让他喝下180~240毫升的奶水。如果你用母乳喂养，就交替着让他吃奶和麦片。

9~12个月大的宝宝一天至少需要500毫升奶水（包括做饭或麦片里加入的乳品），这些奶水分2~3次喂给他。需要说明的是，这个奶水摄入总量也应包括酸奶和奶酪。一般情况下，一盒125克的酸奶或者是30克的奶酪大约相当于210毫升奶水。

午餐

午餐应该内容丰富，可以给他吃一些稍微蒸过并切碎的蔬菜，这是为了让他摄入一定量的碳水化合物。碳水化合物还可以通过土豆、意大利面或奶汁食物盖饭的形式获得。这个月龄的宝宝活泼爱动，在下午5:00点之前会变得疲惫烦躁。因此你要保证宝宝午餐的营养均衡。如果午餐的进食状况良好，你就可以坦然面对他的晚间茶点了。快1岁时，宝宝的午餐可以融入到家人的午餐之中。做饭时依然不要放盐、糖或辣椒，把他的那份午餐分出来，然后在家人的那份中添加需要的调料。

尽量让他的食物有吸引力，多准备一些不同颜色的果蔬。不要往他的盘子里盛太多饭菜;可以先少盛一点，等他吃完了，再给他添加。这也有助于避免宝宝把食物乱扔到地上，这是这个阶段经常发生的事。如果宝宝一开始就摆弄饭菜，不好好进餐，把食物到处乱扔，你可以轻声但坚决地对他说“不可以这样做”，然后把盘子端走。不要在饭后半小时给他吃饼干或者乳酪，因为这样会让他形成一种习惯:他会认为只要不吃午餐，折腾一番，就可以吃到喜欢的甜食。下午让他吃一片水果，就能维持到晚茶时间，那时他会吃得很好。

用水杯给宝宝喝一些稀释的低糖橘子汁，有助于铁元素的吸收。但一定要在宝宝把大部分固态食物都吃完后再给他喝。

下午2:30

9~12个月时，那些用奶瓶喝奶的宝宝应该将水杯作为主要容器，这会自然而然地减少他们的奶水摄入量。如果宝宝最后一餐的奶水摄入开始缩减，你就可以尝试减少下午2:30给他喂奶的量，或者彻底取消那次喂奶。许多宝宝到1周岁的时候就不再吃那一餐的奶水了。只要他一天能摄入至少350毫升奶水就足够了，这包括添加在麦片和其他食物中的乳品。如果他一天能摄入540毫升的奶水，外加均衡的固态食物，你就可以彻底取消下午2:30这一餐。

在取消下午2:30这餐后，你可以用一块小点心（例如一块米饼、低糖饼干或一片水果）外加一杯温开水或稀释果汁代替。当然，水和果汁要以水杯盛放。

茶点时间

在这个阶段，许多宝宝已经取消下午2:30那一餐的奶水。如果你担心他每日的奶水摄入不足，可以试着喂他一些其他食物，比如意大利面搭配蔬菜和奶酱、烤土豆搭配碎奶酪、乳酪蔬菜饼或小乳蛋饼。在晚茶时间，我常给宝宝吃一点牛奶布丁或乳酪。如果奶水摄入不足，你可以用它们替换。在晚茶的时候，尽量给宝宝准备一些小零食。如果宝宝不吃奶类，这些零食也可以换一下。要有规律地准备一些零食。

宝宝满1周岁之后，奶瓶要尽量少地使用。在这个阶段，他应该会适应睡前少喝奶的进餐模式。要达到这样的效果，在晚间茶点时，让他少量地喝奶，晚上睡前用水杯喂给他150~180毫升奶水。

晚上6:00~7:00

宝宝在10~12个月大时，所有奶水都要盛放在水杯里。年满1岁后还用奶瓶喝奶的宝宝更易出现喂食问题，因为他们会继续喝下大量奶水，从而影响对固态食物的胃口。

宝宝9个月时就可以开始用水杯喝水，这样当他1周岁时，就会很愉快地放弃奶瓶。

每日饮食需求

宝宝年满1周岁时，不必给他大量喂奶。每日的奶水摄入不应超过600毫升，其中包括其他食物中所含的乳品。超过这个分量，就会影响其对固态食物的食欲。1岁以后，宝宝一天至少需要350毫升奶水，通常分成2~3次摄入，包括麦片和其他食物添加的乳品。

宝宝1岁之后，就可以喝经灭菌处理的全脂牛奶。如果他不愿意喝牛奶，你可以逐渐在奶粉里加入牛奶，直到宝宝完全接受这种新口味。如有可能，尽量给他喝有机牛奶，因为这种牛奶源于以青草为食的奶牛，含有更多的ω-脂肪酸，这种脂肪酸对于维持心脏健康、关节灵活度、骨骼和牙齿的健康至关重要。确保宝宝摄入足够的ω-脂肪酸很关键。在1周岁之前，所有奶瓶和水杯依然应该杀菌消毒。

你应致力于让宝宝适应三餐营养均衡的饭菜，避免饼干、蛋糕和薯片这样的零食。每天最好让他摄入3~4份碳水化合物、3~4份果蔬、一份动物蛋白质或者2份植物蛋白质。

年满1岁时，宝宝的食谱应该如下。

上午7:00~7:30	**早餐** 母乳或配方奶，用水杯盛放 全麦或燕麦麦片，外加奶水和水果 牛奶什锦早餐 烤面包外加摊鸡蛋，乳酪和切碎的水果
中午12:00	**午餐** 冷冻的碎鸡块搭配奶油，外加苹果和芹菜沙拉，或西红柿酱拌牛肉丸加卷心菜和土豆泥，或金枪鱼汉堡和什锦蔬菜泥，或爱尔兰炖汤外加芹菜馅饺子 水和稀释果汁，以水杯盛放
下午2:30	**下午点心** 奶水、温开水或稀释果汁，以水杯盛放
下午5:00	**下午茶点** 浓汤和三明治，或蔬菜匹萨外加沙拉，或鹰嘴豆搭配菠菜丸子外加自制番茄酱，或扁豆和蔬菜宽面 奶水，凉开水或稀释果汁，以水杯盛放
晚上6:30	母乳或180毫升的配方奶，以水杯盛放

你问我答

Q 我如何判断什么时候宝宝可以开始断奶呢?

- 如果宝宝开始夜醒或早醒，并且很难再度入睡，你可以开始考虑断奶。
- 用奶瓶喂养的宝宝，如果一天摄入的牛奶量超过960~1140毫升，每一次都能喝光2瓶240毫升的奶水，并且在下一次进餐时间之前又想吃奶。
- 母乳喂养的宝宝，每隔两三个小时就要吃奶。
- 无论喝母乳还是吃奶粉的宝宝都会出现这样的现象，他们开始把手放在嘴里嚼，并且在两餐之间非常烦躁易怒。
- 如果你无法确定自己的判断，可以咨询卫生随访员或者医生，特别是宝宝未满6个月的时候，你更要密切留意。

Q 如果过早给宝宝断奶，会有什么问题？

- 如果宝宝的消化系统不能分泌出消化固态食物所需要的一系列消化酶的时候，你就给他断奶，他的消化系统会受到伤害。

- 过早让宝宝吃固态食物,易导致过敏。研究表明,在未满6个月就断奶的宝宝当中,发生咳嗽和气喘的比例很高。

Q 应该从哪一餐开始给宝宝添加固态食物？

- 我通常会在上午11:00那一顿开始让他吃固态食物，因为这餐可以逐渐地推后到12:00。这样，当宝宝1周岁、已经基本适应固态食物的时候，他的用餐时间也推到了12:00，这是正常的午餐时间。

- 在这一时期，奶水依然是宝宝最主要的食物。在上午11:00这餐要先给他喝奶，再吃固态食物，这样可以保证在中午12:00之前，宝宝至少已经摄取一天所需奶水量的一半。

- 如果宝宝在下午2:30摄入固态食物，会延后晚上6:00很重要的那一餐。

- 一个很能吃的宝宝，如果连续三天对米粉没有不良反应，我会把米粉改到晚上6:00那一餐之后再喂给他吃。

Q 给宝宝断奶之后，最好先给他吃哪种固态食物？

- 我觉得有机米粉最容易满足大多数宝宝的饥饿感。如果宝宝能适应米粉，之后我会喂给他有机鸭梨做成的果泥（译者注：国外把我们所称的绿色食物称为有机食物）。

- 如果宝宝对这两种食物都能适应，你就可以参照本书断奶开始阶段的内容，着手让宝宝摄入各种蔬菜。

• 根据萨里大学的研究报告，宝宝开始断奶后先吃水果，效果不如吃米粉好。因此，他们的建议是宝宝断奶后，首选的固态食物应该是婴幼儿米粉。

Q我怎么才能知道喂宝宝多少固态食物合适？

• 宝宝出生最初的6个月里，乳汁仍然是饮食的主要内容。它能给宝宝提供均衡的维生素和矿物质。所以在他开始吃固态食物以后，每天依然需要摄取至少600毫升的配方奶或母乳。在开始断奶的几周，要先给宝宝喝配方奶，再给他吃固态食物，确保他对固态食物的摄取恰到好处。这样也可以避免宝宝从奶水到固态食物的过渡太快。

• 一旦宝宝已经适应米粉和泥状食物，在上午11:00那一餐，可以先让他喝完一半奶水，再给他吃固态食物，最后让他喝完另一半奶水。这样能促使宝宝慢慢减少喝奶水的量，转而逐渐吃更多固态食物。久而久之，到宝宝7个月大的时候，就可以适应一日三餐的进餐模式。

• 如果你的宝宝是母乳喂养，用一侧乳房给他喂完奶，就可以认为宝宝已经摄入了一餐所需要的一半乳汁量。

Q到什么时候宝宝可以完全不用喝奶？

• 假定在断奶之前宝宝每天吃5次奶，一旦他在晚上6点吃奶之后，摄入的固态食物量开始增加，在晚上接下来的一餐中，吃奶的量自然就会减少。你就可以逐渐把这一次喂奶完全取消。如果你在宝宝6个月开始断奶，晚上的那一次喂奶还是要保留，等他适应固态食物之后，就可以比较容易取消这一餐。

• 在晚上的那一次喂奶取消之后，接下来可以取消上午11:00~11:30那一次喂奶了。一旦宝宝午餐开始吃鸡肉或者鱼肉，就可以用水或者稀释的果汁来代替这一餐的奶水，水和果汁要盛放在杯子当中给他喝。

• 连续几个月时间，宝宝在下午2:30那一餐吃奶会吃得越来越多。到9~12个月的时候，他会逐渐对这一餐失去兴趣，这个时候，这一餐也可以取消。

Q 什么时候可以让宝宝使用杯子，又应该从哪一餐开始呢？

- 一般而言，宝宝6~7个月大的时候，是开始使用杯子的最佳时机。

- 当你用水或者稀释的果汁代替午餐奶水的时候，可以把它们盛在广口杯或带嘴的奶瓶里，再拿给宝宝喝。

- 吃饭吃到一半再让他喝水或者果汁。让他先吃几匙饭，再喝一口水。

- 坚持不懈很重要。多试几种杯子，然后选用一个宝宝最喜欢的。

- 一旦宝宝在午餐可以用杯子喝几十毫升水，就可以逐渐在其他几餐中也让他使用杯子。

Q 什么时候我可以让宝宝开始喝牛奶？

- 我通常会在宝宝6个月大的时候，在他的固态食物中加入少量牛奶。

- 在宝宝未满1周岁的时候，不应该让他喝牛奶。

- 给宝宝喝的牛奶，最好经过灭菌处理的有机全脂牛奶。

- 如果宝宝不愿意喝牛奶，就在牛奶中加一点奶粉，如果他很愉快地喝下去，就可以逐渐增加牛奶的比重，直到他完全能接受牛奶。

Q 什么时候我可以不再把固态食物捣成泥状呢？

- 一旦宝宝能顺利地食用泥状食物（一般是在6个月的时候），你就可以把果蔬捣烂了喂给他吃，这样虽然不如泥状软，但是里面不会有硬块。

- 在6~9个月的时候，我就不把食物捣烂了，慢慢地，即便食物里面有一些块状，宝宝也能吃下去。

• 在宝宝满10个月之前，鸡肉和牛肉还是应该用料理机搅拌一下。

Q什么时候宝宝可以自己用汤匙吃饭?

• 一旦宝宝开始想拿汤匙，就给他一把，让他握着。

• 如果他一遍遍地把汤匙塞进嘴里，你可以另外拿一只汤匙取一点食物，让他自己用汤匙把这些食物送到嘴巴里，并用你手里的汤匙接住掉下来的食物。

• 只需要做好协助与引导，大多数满1周岁的宝宝都可以自己拿着汤匙吃下部分食物。

• 宝宝吃东西的时候，一定要有大人陪，绝对不能让宝宝一个人吃饭。

Q什么时候可以不用给相关器具消毒了?

• 在宝宝满1周岁之前，奶瓶应该定期消毒。

• 当宝宝满6个月时，他的碗碟汤匙就可以不再特别消毒，可以直接放到洗碗机里洗，或者用热肥皂水彻底洗净，再用清水冲洗、晾干。

• 在宝宝满6个月以后，给他预备断奶后食物所使用的水壶、炊具及冰格等，可以放在洗碗机或热肥皂水里洗净，再用水冲洗干净，用开水烫一下，最后晾干。如果你在宝宝满6个月前就断奶，这些物品还是应该消毒。

Q哪一种固态食物最容易引起宝宝过敏，有何重要症状?

• 导致宝宝过敏的最常见食品是乳制品、麦片、鱼肉、鸡蛋以及柑橘类水果。

• 过敏的主要症状包括皮疹、气喘、咳嗽、流鼻涕、屁股痛、腹泻和眼睑水肿。

• 在断奶过程中，为宝宝的进食做一个详细的记录，这样对于找出过敏原很有帮助。

- 导致上述过敏症状的因素也可能是家里的老鼠，或宠物身上的皮毛，某些肥皂和清洁剂也可能引起过敏。

- 如果你对宝宝是否过敏心存疑虑，最好咨询医生，以排除其他可能原因，也可防止过敏导致其他疾病。

Problem-Solving in the First Year

第16章
宝宝第1年的常见问题

这本书的建议是基于我工作中与数百个宝宝实际接触的经验。然而，每个宝宝都是一个独立的个体，自然有很多不同的问题产生。我利用网站和咨询反馈的信息，把重点放在第1年里父母经常遇见的问题上面，这一章应该涵盖了你们关注的大部分问题。一定要记住，在你有任何担忧的时候，都应该向医生或者卫生随访员咨询，即使是微小的问题也会让你神经兮兮。你最好不要被这些担忧所困扰，而应该好好享受和宝宝在一起的珍贵的第1年。你可以利用本书的目录，查找你关心的问题。我已经把资料分成了三部分:共性问题、进餐问题、睡眠问题。这三部分当中的很多部分是重叠的，而且睡眠和进餐是相辅相成的，所以读完这一整章，你会觉得更有帮助。

共性问题

给宝贝拍气

宝宝进餐时，你要根据他的需求决定什么时候给他拍气。如果你时常打断进餐过程给他拍气，会使他烦躁不安，甚至让他大哭起来，这样会造成更严重的胀气。经过多次观察，我发现，妈妈总是无休止地给宝宝拍背，因为她们认为自己的宝贝已经有了胀气。事实上，在进餐过程中很少有宝宝需要一次以上的拍背。

母乳喂养的宝宝，在需要拍气的时候，他会把母亲的乳房推开。如果他没有这样做，在你用另一侧乳房喂他之前可以试着给他拍气。喝配方奶的宝宝通常会在喝完奶瓶容量1/2~3/4的时候把奶瓶推开，此时就可以给他拍气了。无论喝母乳还是奶粉喂养的宝宝，只要你按照本书第40页和第50页插图所示，采用正确的抱姿，在整个喂奶过程中，宝宝就会迅速而轻松地排出体内的胀气。如果在数分钟内他还没有排出胀气，你最好停一会，稍后再尝试。当你让他平躺着换尿布时，宝宝就很可能会吐出体内的胀气。

有时，宝宝会通过放屁的方式排出多余的气体，但是这样让他非常不适，很不开心。如果宝宝是母乳喂养，母亲应该密切留意宝宝的饮食，看看是否有某种特定的食物引起宝宝放屁过多。柑橘类的水果及饮料摄入过多，都会使一些宝宝放屁过多。另外可能引起胀气问题的还有巧克力和乳制品。

应确保宝宝可以吃到后奶，因为如果摄入过多的前奶，也会导致腹痛和放屁。用防胀气奶瓶喂奶的宝宝，常常会因为进食过量而放屁，如果宝宝有规律地一次喝90~180毫升，超过了包装袋上建议的摄入量，并且每周体重增加超过了240克，就可以缩减他吃奶的量（下午2:30或者下午5:00那一餐）。几日之后，再看情况是否有所改善。对于喜欢吮吸的宝宝，应该在少量喂奶之后给他一个安抚奶嘴，以满足他吮吸的需要。

奶嘴上的孔过大或过小，都可能造成宝宝放屁过多。你可以多试验几种不同型号的奶嘴，有的时候用孔比较小的奶嘴喂宝宝几次，可以防止宝宝喝奶过快，避免放屁过多。

肠绞痛

对于三个月以内的宝宝而言，肠绞痛是非常普遍的问题。它会使宝宝和父母都痛苦不堪，且基本没有治愈的方法。大多数肠绞痛患儿的父母都说非处方药几乎没什么作用。尽管宝宝在一天中任何时候都可能遭受肠绞痛的困扰，但是最常见的发作时间却是下午6:00点到午夜。父母会不停地喂奶、摇晃、拍打，想帮助宝宝度过肠绞痛发作。但多数情况下，宝宝的状况并未得到缓解。宝宝肠绞痛通常在四个月大时会消失，但到那时，宝宝可能已经养成了很多错误的睡眠联想，使父母无法进行后续的养育计划。

那些求助于我的父母总是这样向我描述宝宝肠绞痛的症状，经常是一天数小时，宝宝发疯一般翻滚，痛苦地把双腿抬起。这些宝宝通常有一个共同点：他们都是按需喂养。如果按照这种方法喂奶，会导致宝宝在前一次喂食刚刚消化完又要进食，我认为这是引起肠绞痛的原因之一。（请参照本书第25页的奶粉喂养建议）

在我照顾的宝宝当中，没有谁患过肠绞痛。之所以这样，我确信，那是因为一开始我就合理地给他们安排进餐和睡觉时间。当我着手照顾一个遭受肠绞痛折磨的宝宝时，肠绞痛症状通常会在24小时内消失，宝宝一般也会恢复正常。

首先，我会确认宝宝的肠绞痛是按需喂养的模式引起，而非妈妈的饮食原因造成的。然后，根据月龄和宝宝的症状，以及他们在傍晚和半夜的进餐状况，我会给宝宝喝一些糖水。1~3个月大的宝宝，如果在夜间过量喂奶，每周体重的增加量总是超过建议值，我会在夜里用糖水代替奶水。当宝宝半夜醒来的时候，我会给他们喝下用60毫升温开水和一匙糖兑成的糖水，一次安顿他们入睡。我发现普通的温开水起不到这个作用。在接下来的日子，不管他晚上睡了多少，我会在早晨7点把宝宝叫醒。从白天到晚上6:30按照既定的作息规范推进。这时，对于那些母乳喂养的宝宝，我会用挤出的奶水给他们加餐一次，以保证他们吃饱。这将避免他在2小时之内再进食，而此进食方式恰恰就是饱受肠绞痛折磨的宝宝惯常的进餐模式。对于那些吃奶粉的宝宝，我会在下午2:30时让他们少量进食，以确保他们在下午6:30那一餐能够吃好。

对于3个月或者更大的宝宝，我会试着彻底取消午夜喂奶，或者至少把半夜喂奶的次数减少到1次。根据以上两种情况，你要保证宝宝在下午6:30那一餐吃好，这一点很重要。如有必要，这时可以用挤出的奶水给他加餐一次。母亲在傍晚时候乳汁分泌不足经常会导致宝宝摄入过少却频繁进食，这会导致宝宝消化不良。

在第一个晚上大多数宝宝会睡得很好。偶尔我也会遇到因肠绞痛而导致错误睡眠联想的宝宝。对于这些宝宝，我会用平息哭泣的方法对他们进行睡眠训练，只需要3~4个晚上他们就会很愉快地睡到最后一餐。因为他们睡得好，并且在最后一次进食前有4个小时的充足睡眠，他们在好好地吃过一顿之后，就会继续一轮更长的睡眠。根据他们的月龄，你可以在这一餐喂给奶水或者糖水。3个月或者更大的宝宝，如果能在最后一餐后睡到第二天早上六七点，你就应该让他喝一周的糖水。一旦每晚只醒一次的习惯养成之后，你就可以逐渐减少糖水中的糖量，直到完全给他喝温开水为止。

这种方法搭配着我的作息规范，就可以让那些遭受肠绞痛困扰并且拥有错误睡眠联想的宝宝一觉睡到天亮。通常这种方法会在几周之内产生效果。其有效性确切，特别是对于出生1周之内的宝宝。相比较之下，普通的温开水就没有这样的效果。此方法是25年前我从一位资深的产科护理员那里学到的，我在使用的过程中从来就没有失败过。父母会担心这种方法可能让宝宝喜欢吃甜食，或者产生更糟糕的后果——龋齿。因为只是在短时期内给宝宝喝糖水，所以迄今为止我还没有发现出现上述问题。我也可以很开心地告诉你，澳大利亚布里斯班皇家儿童医院的皮特·里文顿医生的研究结果佐证了这种方法的有效性。他的研究表明，糖可以激发人体内部的自然止痛因子；研究也表明，糖水对于宝宝的肠绞痛症状有一定的缓解作用。

宝宝哭泣

许多主流育儿杂志说，大多数宝宝平均每天会哭2个小时。这也是伦敦大学托马斯·克拉姆研究小组得出的结果。他们声称，在6周大的时候，宝宝的哭泣时间会达到峰值，此外，25%的婴儿一天中有4小时是处于哭泣和发脾气的状态。圣詹姆斯·罗伯特博士声称，40%的宝宝会在下午6点至半夜哭泣。《他们为什么哭：了解宝宝第一年的发育》的作者荷兰人范德里特和普罗吉花了20多年的时间研究宝宝的成长规律，他们称，宝宝在第一年会经历神经系统的七大发育阶段，在经历任何一个阶段的时候，都会让家长觉得头疼不已。

我观察到的那些很小的宝宝，他们在3~6周的时候，会经历一个不安分的阶段，而这个时间恰恰与他们的一个快速生长期相契合。然而即便宝宝哭上1个小时，也会把我吓倒，更不用说哭2~4个小时了。父母们喜欢探讨的一个问题就是，如果遵循一定的作息规范，到底能让宝宝多快乐。

当然了，我所照顾的宝宝也会哭。有的宝宝换尿布的时候会哭，还有一些是在洗脸的时候会哭，还有少数被放到床上睡觉的时候会挣扎哭闹。对于那些不想睡觉的宝宝，因为我知道他们已经吃饱了，并且已经拍过气了，所以我会很严厉地对待。我给他们10~12分钟，让他们去哭闹，直到他们自己睡着。这是我所经历过的真正意义的哭泣，即使是这种哭泣也只是发生在极少数的宝宝身上，并且持续的时间不会超过1~2周。可以理解，所有的家长都不喜欢听到宝宝的哭闹，他们也会担心把宝宝一个人放在婴儿床上，由他去哭，可能会对宝宝的心理造成伤害。实际上，即便现在你会偶尔让他自己哭泣，从长远来看，你的宝宝会是快乐安逸的，他也能学会自己入眠。很多家长，他们用哄宝宝的办法来照料第一个宝宝，用我的方法来应对第二个宝宝，他们都由衷地认为我的方法是迄今为止最好的方法，也是从长远来看最省心的方法。

芝加哥儿童医院睡眠紊乱中心医务部的主任马克·维斯布鲁斯在《健康睡眠 快乐童年》一书中提到，父母要知道，他们可以允许宝宝哭，而不是把宝宝弄哭。他还提到，让大一点的宝宝学会自己入睡比较困难。因此，当你让宝宝在睡前哭一段时间的时候，不要觉得内疚或感到残忍。只要你把他喂饱了，并且他已经维持了一定时间的清醒状态，他自己就会睡着的。但是注意不要让他醒得太久，避免宝宝进入过度疲劳的状态。

我在下面列出了导致健康宝宝哭泣的几种主要原因。你可以用这些原因作为衡量标准，查找自家宝宝哭泣的原因。导致宝宝哭泣位居首位的原因是饥饿，无论是否符合作息规范，只要饿了就要给他喂奶。

宝宝很小的时候，如果出现烦躁不安并且难以入睡的现象，你最好假定他是饿了，然后给他喂一些奶，尽管那个时候喂奶可能要比我所推荐的时间要早。我发现，对于那些非常小的宝宝而言，在夜里不愿意入睡的原因常常就是饥饿。如果宝宝吃奶状况良好，每次吃奶之后都能保持一段时间的清醒状态，然后就能一觉睡到下一次吃奶，但是在夜里却不愿意睡觉，可能的原因也是饥饿。我认识的很多母亲，早上乳汁分泌旺盛，但是到了晚上，由于一天的疲劳，乳汁分泌量急剧下降。如果遇到这样的状况，我会强烈地建议，每天晚上给宝宝洗完澡之后，你可以用少量挤出的奶水给他加餐。你可以这样做一些晚上，如果宝宝在加餐后可以很好地睡下，说明晚上的时候你的乳汁分泌不足。请参照本书第184页关于应对这个问题的建议。

然而，如果你发现，即便吃奶状况良好，宝宝在夜里或其他时间仍不能很好地入睡，你就需要查看一下是否有其他原因造成了宝宝的烦躁不安。我经常听到人们这样说，在刚出生的日子里宝宝爱哭是正常的，因为“宝宝能做的事也就是哭”。在这么多年的护理工作当中，我的确遇到过刚出生那几天特别闹腾的宝宝，无论怎么做都不能让他们平静下来。但是这里必须强调一下，在我照料过的几百个宝宝中，这样的宝宝屈指可数。如果遇到了这样的宝宝，在我认为自己确实无能为力之前，我会用尽所有办法。必须承认，除了吃奶、睡眠、抱抱之外，宝宝还有很多其他需求。

疲劳

不到6周的宝宝，若清醒时间达到1个小时左右，就会开始疲倦。虽然他们未必就想睡觉，但是他们需要安静一段时间。并非所有宝宝感到疲倦时都会表现出来，所以我建议，在宝宝刚出生那几天，每当他的清醒时间达到了1个小时，就把他带回婴儿房，让他逐渐放松下来。如果条件不允许，至少要把他放到家里比较安静的房间。宝宝处于放松状态时，不要让客人过多地去搅扰。

过度疲劳

3个月以内的宝宝每次保持清醒的时间不应超过2小时，否则会让他们变得过度疲劳，从而难以入睡。过度疲劳通常是过度刺激造成的。过度疲劳的宝宝会进入这样的状态：他难以自然入睡，并且越是疲劳，越不愿意睡觉。3个月以下的宝宝如果进入了这种状态，清醒时间超过了2个小时，他们几乎不可能睡着。

每当遇到这样的状况，短时间的“平息哭泣法”可作为解决问题的最后一招。也只有在这种情况之下，我才会建议让宝宝哭一会儿。即便是采取这样的方法，也必须在宝宝进餐状况良好、并且已经拍过气的前提下进行。

枯燥

即便是新生的宝宝有时候也需要被叫醒。白天每次给他喂奶之后，尽量让他保持一小段时间的清醒状态。不到1个月的宝宝很喜欢看着黑白相间的东西，特别是人的面部图片，当然了，最能吸引他们的是爸爸妈妈的面部照片。尽量把他的玩具进行分类，有的玩具是在他清醒的时候给他玩的，有的则是在放松的时候给他玩的。鲜艳的、声音很大的玩具可以在参加集体活动的时候玩，安静抚慰性的玩具则在他困倦时玩。

胀气

所有宝宝在吃奶的时候都会吞下一定量的气体，人工喂养吃奶粉的宝宝情况要比母乳喂养的宝宝严重一些。一般而言，只要给他们一定时间，大多数宝宝都可以很轻松地吐出体内的气体。如果你怀疑宝宝的哭泣是胀气引起的，可以留意一下两次喂奶是否间隔了足够长的时间。我发现，进食过多和按需喂养是造成宝宝肠绞痛的主要原因。母乳喂养的宝宝在吃饱后至少需要3个小时的时间来消化，吃奶粉的宝宝则需要3.5~4个小时。这个时间一般是指从上一次吃奶开始到下一次吃奶开始的间隔。

我建议你密切留意宝宝的体重增加状况。如果他每周体重增加超过240~300克，并且表现出胀气迹象，可能是因为吃得太多。尤其是那些出生体重就超过了3.6千克的宝宝，如果一个晚上吃了两三次奶，更易发生这样的现象。对于如何处理这样的问题，如果你想了解更多细节，请参照本书第51页。

安抚奶嘴的使用

我一直相信，如果谨慎使用，安抚奶嘴会发挥很大作用，尤其是对于爱吮吸的宝宝而言更是这样。但是，我也一直强调，不要让宝宝在床上使用安抚奶嘴，或者让他衔着安抚奶嘴入睡，这两点都很重要。我的观点是，你可以用安抚奶嘴来安抚宝宝，使其平静下来。如果有必要，还可以用安抚奶嘴哄他入睡。但是，在他睡着前一定要把安抚奶嘴拿掉。根据我的经验，含着安抚奶嘴入睡是最糟糕的睡眠联想之一，这会让他一夜醒来好几次，每次都必须衔着安抚奶嘴才能入睡。这就是为什么我一直建议在宝宝入睡前一定要拿掉安抚奶嘴的原因。

自2007年起，美国婴儿死亡研究基金会(FSID)就有在睡眠情况下，如何使用安抚奶嘴来减少婴儿猝死的风险：“每次哄宝宝入睡时都用安抚奶嘴（无论在白天还是夜晚）能减少婴儿猝死的风险。如果是母乳喂养，到宝宝1个月大时再开始给他安抚奶嘴。1个月大时，能确保母乳喂养非常稳定。宝宝睡着时安抚奶嘴掉下来，你不用担心。如果宝宝不想要安抚奶嘴，不要强制让他含安抚奶嘴。绝不要往安抚奶嘴上涂任何甜的东西。在宝宝6个月到1周岁之前，慢慢地让他戒掉安抚奶嘴。”

为了回应婴儿死亡研究基金会的建议，联合国儿童基金会英国友好倡议组织发布了以下声明。

欢迎任何有助于减少婴儿猝死综合征（SIDS)风险的研究，但是，在把最新数据推荐给父母之前，必须慎重考虑。

首先,我们应该看看其他对安抚奶嘴和婴儿猝死综合征的研究。这可能会表明，过去习惯于衔着安抚奶嘴睡觉的宝宝猝死的可能性比较小，但是习惯性使用安抚奶嘴并不具有保护性。这也许可以说明，如果宝宝已经习惯于使用安抚奶嘴，但是某一个特定的晚上父母并没有给他使用安抚奶嘴，其猝死的风险就更大。

第二，应该考虑使用安抚奶嘴的潜在风险。这包括以下几点。

- 开始几周，干扰了已经很稳定的母乳喂养；
- 感染中耳炎的风险增加；
- 牙齿咬合不正的可能性增加；
- 有发生意外事故的风险，例如呼吸道阻塞。

第三，我们需要保证提供的建议切实可行。如果用安抚奶嘴的确能保护宝宝，预防婴儿猝死综合征，而且是在每晚都使用的情况下才有用，这必须告知父母。某个晚上有可能疏忽会给使用安抚奶嘴成惯例的宝宝增加风险，这让人很担心。我们必须保证父母一旦开始给宝宝用安抚奶嘴，每次宝宝睡觉都不会忘记。

因而，很明显，我们必须支持父母根据个人的情况，就是否使用奶嘴做出明智决定。这包括知晓使用安抚奶嘴的益处和风险，告知父母我们对这个问题并非无所不知。

如果你对使用安抚奶嘴减少婴儿猝死的风险有什么疑虑，我会督促你直接和婴儿猝死研究基金会联系，这样你就能亲自和他们谈论这个问题。在一开始的6个月每次睡觉都给宝宝用安抚奶嘴，宝宝有可能养成这个习惯，就是一夜醒来好几次，寻找替代安抚奶嘴的东西。如果真是这样，宝宝6个月大以后，开始不用安抚奶嘴，你就需要对宝宝进行一些睡眠训练，来打破宝宝醒来就找安抚奶嘴的习惯。宝宝6个月大以后，如何放弃使用安抚奶嘴，你应该与卫生随访员谈谈。

你可以买到两种类型的安抚奶嘴:一种是樱桃状的圆奶嘴，另一种是扁形奶嘴，也称为畸齿矫正奶嘴。一些专家认为畸齿矫正奶嘴对宝宝的口部更有益处；但是，这种奶嘴也有问题:大多数宝宝都不能长时间含这种奶嘴。我倾向于使用樱桃状奶嘴。到目前为止，我所护理过的宝宝当中，都没有出现咬合问题。宝宝长牙之后，过度使用安抚奶嘴，常常会产生咬合问题。不论你选用哪种安抚奶嘴，都要多买几个，以备更换。使用安抚奶嘴过程中，最应该注意的问题就是安抚奶嘴的清洁，每次用完安抚奶嘴都要清洗和消毒。

打嗝

打嗝是很正常的现象，打嗝也很少给宝宝带来痛苦。宝宝吃奶后一般都会打嗝。如果是在夜里睡前、喂奶之后宝宝开始打嗝，你就不用考虑其他，直接把他放到床上。如果你想等他打完饱嗝再把他放回床上，他很有可能躺在你怀里就睡着了。这样的事要尽量避免。很少宝宝会因为打嗝而感到不开心，如果你的宝宝就是其中之一，你可以根据建议，给他服用一定剂量的驱风剂，效果很好。

吐奶

有些宝宝打完饱嗝或者是喂完奶后，会吐出少量的奶，这是正常的现象。对大部分婴幼儿而言，这并不是问题。但是，如果宝宝每周都会规律性地吐出240克左右的奶水，原因可能是他喝得太多了。用奶瓶喂养的宝宝，这个问题可以很好解决，因为你能看到他喝了多少。只要相应地减少奶水摄入量，就可以应对吐奶问题。想要知道母乳喂养的宝宝到底喝下了多少很难。但是并不代表你就束手无策了，你可以记录下哪几次喂奶他吐得比较多。然后在相应的时间缩短喂奶时间，吐奶就可能得到缓解。

如果宝宝大量吐奶并且体重不增加，他可能患上了一种叫做“胃食管反流病”的疾病。对于那些经常吐奶的宝宝，在吃奶后要尽可能让他们直立。在给他拍背时要格外留心。

如果宝宝连续两次都把所喂的奶全部吐出来，就必须立即带他去看医生。

胃食管反流病

有时宝宝会表现出肠绞痛的所有症状，事实上却是患上了一种称为胃食管反流病的病症。因为宝宝食管下端的肌肉太弱，承受不了胃里面的奶水，于是奶水就伴随着胃酸涌上来，造成宝宝食管有灼烧的疼痛感。大量吐奶是反流的一个症状，但并不是所有患有胃食管反流病的宝宝都会吐奶，有的宝宝会受医学上称为“静反流”的病症的折磨。这些宝宝常常被错误地诊断为患有肠绞痛。患反流病的宝宝很难喂奶，每当吃奶的时候，他们会弓着背，厉声尖叫。被放下之后，他们也会显得暴躁易怒。出现这种情况的时候，抱抱或轻摇都不能让他们入睡。如果宝宝出现这些症状，你可以让医生做一下相关诊断。我看到许多这样的例子，宝宝被诊断为肠绞痛，事实上却是患上了反流病。如果你认为宝宝患有反流病，就不要轻信任何人把这种疼痛说成肠绞痛的观点。反流病会给家长和宝宝带来痛苦，你可以适时地从医生或健康随访员那里寻求支持。如果你觉得并未得到所需帮助，不要向第二个人请教。如果最终证明问题并非出在反流病，至少你可以排除一个可能的原因。如果问题正是如此，在得到正确的医疗之后，宝宝就可以免受数月的反流之苦。给患反流病的宝宝喂奶时，注意不要进食过量，喂奶之后尽可能让他直立。有些宝宝需要数月的治疗才能使食管末端的肌肉强韧起来。幸运的是，大部分宝宝1岁之前都会摆脱这种情况。

如果宝宝被诊断有反流病，我建议你参考一下我的网站www.contentedbaby.com上的相关信息。在这个在线社区当中，你可以找到相关案例研究，以及许多建议和窍门，这些建议与窍门，会帮助刚出生的宝宝度过受反流病困扰的那几个月。

分离焦虑症

宝宝在大约6个月时，开始懂得周围的环境，妈妈如果离开，他们会意识到。6~12个月大时，大部分宝宝都可能表现出一些分离焦虑的迹象。你可能会发现平时宝宝安逸满足、平易近人且非常放松，但是突然间就变得非常黏人，总是焦虑不安。你一离开房间，他就开始大哭。

宝宝的脾气突然变化，你可能觉得很难处理，但是你要相信，这种行为完全是宝宝成长过程中的正常环节。所有小宝宝或多或少都会经历这个阶段。这个阶段会让你感到筋疲力尽，但是它不会持续太久。下面的指导原则可以让你更轻松地应对这一段困难时期。

- 慰藉物能起到很大的抚慰作用，它可以提供一种持久的熟悉感。要是宝宝还没有一个这样的东西，你可以考虑给他选择一个。宝宝常常会自己选择慰藉物，所选的东西通常是可以引发愉快联想的物品，例如一个布艺玩具、一小块毯子或是一块方巾。如果你对宝宝进行一定的引导，让他选择一个可以替换的玩具（准备一个备用的布艺玩具是很明智的做法）。你也应该考虑到该物品的实用性，安全性也是至关重要的——你要确保他所选的慰藉物没有绒毛，因为绒毛可能被吸进呼吸道，从而造成危险。该物品是否可以清洗、是否耐用也是需要考虑的方面。慰藉物如果放错了地方，无论是对宝宝还是对你，都会造成相当的烦恼。因此，如果你要带着宝宝去公园或去参加游戏日活动，最好鼓励他把慰藉物放在家里。

- 宝宝6个月~1周岁期间，如果你准备重返工作岗位，就要让他在6个月之前习惯和别人共处。如果一直以来都是你自己照看他，并且在大多数时候他都不习惯和别人共处，他就很有可能认为与妈妈分开是很不开心的事情。你可以考虑一下哪一种安排对你比较有利。如果你能承担一定的托管费用，就可以很好地安排宝宝的日常作息。你可以让托管员代为照管小孩，即便每周只有那么几个小时，毕竟有人来分担你的一部分劳动。你也可以和朋友交换着照看彼此的宝宝。这是一种很有益的方法，可以让你的宝宝明白，即便你一时离开他，你还是会回来的。这种方法也可以最小化你们母子二人的分离焦虑。

- 你要确立这样的目标：至少在重返工作前一个月，让宝宝适应托儿所或托管员。慢慢延长和他分离的时间。如果托管员能提供有力的支持，对你们母子二人来说，长时间的分离会更加简单轻松。

- 你用越长的时间去处理与宝宝的分离，你就越可以灵活地应付。比如，如果他在离开你以后很不舒服，就可以把分离的时间再推后一周。对于这样的宝宝，每天都要增加他的信心，让他明白你还会回到他身边。如果你用一周左右去做这件事，下次你再离开宝宝时，他的反应就会有所不同，情况也会大为改善。

- 如果宝宝非常喜欢做某件事——比如用勺子敲打平底锅，或是喜欢某个特别的玩具，你可以安排托管员准备一个相似的物品。

- 你可以尝试一下角色扮演游戏。即便很小的宝宝，对与某个人或者某个玩具的分离重逢都会有相应的概念。你要教会宝宝和玩具或泰迪熊说“再见”和“你好”。

- 如果宝宝愿意和你的朋友或托管员相处，你就要毫不吝惜地称赞他。

- 你要多和宝宝说话，不要低估其作用。宝宝信息摄入的能力令人惊讶。如果你可以让他习惯了爸爸上班的节奏，总是一遍一遍地告诉他“爸爸上班去了”，等到你去上班以后，宝宝也会很确信，你也会回来的。

- 分离时刻到来的那一刻，要用最简洁的方式跟宝宝说再见。态度要积极一些，借助慰藉的话语和笑容，让宝宝安心。你也可以抱抱他、亲亲他，并口头提醒他你很快就会回来。每次都用同样的动作和语言与他道别，这样会比回来后再哄他更有效果。尽管有的宝宝在妈妈或托管员离开房间后会大哭出来，但能干的托管员会成功地转移他的注意力。宝宝对别人情绪的变化很敏感，如果你表现出焦虑和担心，他会很敏锐地觉察到，也会变得不高兴。
- 离开宝宝时，不要一走了之。当你说再见时，发现他不高兴，你会感觉很难离去。尽管如此，你也要让他明白你是要离开的，不是一走了之，而是还会回来，这样效果更佳。如果你不辞而别，稍后当他环顾四周发现你已经离开的时候，他只会更加不高兴。之后宝宝可能会变得困惑，更加黏人，只因怕你离开。

• 实事求是一些。你也许发现宝宝在家里烦躁不安，所以即便托管员告诉你，你不在时他无忧无虑、心满意足，你自己也应做到心中有数。日常作息被打乱会让你感到疲惫，同样，宝宝也会有如此感觉。对于这种情况，你不用担心，如果环境充满关爱和安全感，他很容易就能适应。

• 在这个适应阶段，你要告知托管员，不要让宝宝接触太多新事物，不要让陌生人照看他。宝宝越是能平静地去应对日常的生活，就能越快地克服焦虑情绪。

• 在前6个月，宝宝仅仅和你待在一起，他已经适应了这样的生活。你可以让他学着适应更加活跃的环境，这会是个不小的挑战。如果你物色了一位托管员，她同时又照看其他宝宝；或者和别人共用一个保姆，宝宝就要适应一个更嘈杂、更活跃的环境。你可以有规律地安排宝宝与其他妈妈以及宝宝共处，这样会有帮助。不但可以让你更加轻松，也能让宝宝适应其他宝宝的声音和活动。如果你的宝宝很敏感，你会发现当他体验不同环境之后，会非常开心。你要慢慢把宝宝带进更大的圈子，让他体验其他的各种经历。通常状况下，只要有人陪护，宝宝会很喜欢旁观那些蹒跚学步的宝宝，这对他来说是一件非常开心的事情。

陌生人焦虑症

大约6个月时，你可能发现，本来很活跃的宝宝忽然对陌生人警觉起来。这是他成长过程中很自然的一个阶段。有人认为，对陌生人的恐惧是一种生物学反应，与我们人类起源时所遗留的烙印有关。对陌生人的恐惧是一种以自我保护为目的的自然反应，它可以帮助宝宝去适应新的环境。

我们都认为，在宝宝很小的时候，亲朋好友都来抱抱，会让他开心不已，但不停地被人抱着会让他感到疲惫，有时甚至会让他感到烦恼。

• 陌生人接近，宝宝哭泣；或是有人想哄哄他时，他把头转开。如果发生这样的情况，不要强迫他接触陌生人。你可以向大家解释一下，告诉他们，宝宝已经有自我意识，有时可能会很害羞；不要总是指望他对每一个陌生人都露出可爱的微笑。
• 多向宝宝谈论经常会见到的亲朋好友，这可以减轻宝宝对他们的反应。如果墙上有一个相框，可以多让宝宝看看照片，给他解释照片上的人都是谁。

• 对于宝宝的祖辈或其他家人，如果来往不多，宝宝一见到他们就烦躁不安或者眼泪汪汪，可能会让大家都不开心。但是，如果你经常性地让宝宝和他们共处，最初的担心也就不会存在了。

- 角色扮演游戏也会有一定帮助。如果你想让宝宝熟悉某些家人和朋友，你可以用这些人的名字来给他的玩具命名。

- 当你的朋友第一次来访时，你可以向他解释一下，请他不要打扰宝宝。有时候，宝宝会认为别人的亲密举动是一种威胁。当他对造访者没有表现出太多不适的时候，你就可以尝试着让他与客人接触一下了。不要要求他对于客人的眼神接触和语言交流立即做出反应。

- 随着年龄的逐渐增长，宝宝会自然而然地面对他人的热情和关切，但有些宝宝还是会很害羞。对于这一点，你要有足够的心理准备，也要理解宝宝的处境，而不要强行地将宝宝置于不舒服的境地。

常见喂食问题

难喂的宝宝

大部分刚出生的宝宝，都能轻易而迅速地吃奶或者用奶瓶喝奶。新妈妈有很多东西要学，她们要学会很多喂奶的方式；这一点与宝宝有所不同，他一生下来就知道自己想要什么。但是，也有一些宝宝在出生第一天就会遇到问题，当他们在吃母乳或喝配方奶的时候，会表现得烦躁不安，并且不断扭动。我常常会发现，那些出生时遭遇难产的宝宝更容易出现进食问题。

如果你发现宝宝吃奶的时候紧张烦躁，在那一段时间，尽量不要让亲朋好友来打扰。不论他们是多么心怀善意，只要他们谈话，屋子里就不可能完全保持安静。不论你的宝宝是吃母乳还是喝配方奶，下面的指导原则可以缓解宝宝的紧张状态。

- 照看紧张的宝宝一定要谨慎，不要过度刺激他，也不要让人将宝宝抱来抱去，尤其是喂奶之前。

- 只要有可能，就要在宁静温馨的房间给宝宝喂奶。除了一位能帮得上忙的人之外，其他人都不应在房间里逗留。

- 提前把所需用品都准备好，你要事先休息并且用餐。

- 喂奶时不要打开电视，也不要打电话，可以放一些舒缓的音乐。

- 宝宝醒来要吃奶时，先不要换尿布，这会把他弄哭。

- 用柔软的棉布毯子把宝宝包好，这样他的手脚就不会乱动。喂奶之前你自己要身心舒畅。

- 如果喂奶的时候宝宝在哭，就不要让他衔着乳头或把奶瓶送到他的嘴里。可以把他抱紧，保持哺乳姿态，轻轻地拍拍他，慢慢让他平静下来。

- 尝试着往他的嘴里放一个安抚奶嘴，如果几分钟之后他平静下来，你就可以拿掉安抚奶嘴给他喂奶。

如果喂奶时，宝宝显得很烦躁，并且喂奶的时间超过1小时，就可以中途休息一下。分两次喂奶要比一次性地强制喂下去效果好得多。

如果宝宝一直以来的进餐状况良好，突然就拒绝吃奶，可能是他身体不适引起。耳道感染不易察觉，也是宝宝拒食的常见原因。如果宝宝表现出下列任何一种迹象，你可以向医生咨询一下。

- 突然没有食欲，喂奶时显得很不耐烦。
- 正常作息规范被打乱。
- 突然变得爱缠人。
- 总是昏昏欲睡，不愿与人接触。

乳汁分泌不足

随着宝宝不断成长，奶水摄入量也会相应增加。奶水的摄入必须与成长阶段相适应，因而你要逐渐鼓励宝宝多吃些奶，或者尽量让他少吃多餐。我常常接到家长的电话，他们说宝宝已经不小了，但是依然遵循着按需喂养的进食模式。这样的宝宝大多已经超过12周，身体发育也需要摄入更多奶水，但是他们吃奶的方式却和出生时一般无二，常常一天需要吃奶8~10次。

很多母乳喂养的宝宝，依然只在一侧乳房下吃奶;而那些喝奶粉的宝宝可能每次只能喝下90~120毫升冲好的奶粉。为了让他在两次喂奶之间坚持更长的时间，在喂奶的时候，你应该用两侧乳房来喂他，或者一次让他喝下210~240毫升冲好的奶粉。我一直坚信，在刚开始吃奶的那些日子里，宝宝日后的健康饮食习惯的基础就已经打好了。长期的进餐问题可能会影响宝宝的睡眠质量，为了避免这种情况，我建议尽早解决喂奶时出现的问题。

对母乳喂养的妈妈来说，母乳分泌不足是一个常见的问题，尤其是在傍晚的时候，表现得更为明显。这也是母乳喂养出现偏差的主要原因之一。我认为，很多宝宝之所以在夜里烦躁不安，难以入睡，原因就是饥饿。如果奶水分泌不足这个问题在宝宝出生早期得不到解决，一种习惯就会迅速形成：宝宝会在夜里起来断断续续地吃奶。有人认为这种现象不足为奇，并且指出最好的应对方法就是多喂奶。但是，根据我的经验，这往往会取得相反的效果。因为母乳的分泌量取决于宝宝所需的奶水量，频繁给宝宝喂奶就会刺激乳腺频繁而少量地分泌乳汁。而这样分量的奶水不足以满足宝宝的需求，只会让他总是饥肠辘辘并且烦躁不安。

我认为，频繁给饥饿而烦躁的宝宝喂奶只会给妈妈带来压力，使其筋疲力尽，进而影响乳汁的分泌。筋疲力尽和母乳分泌不足通常相伴而生。我确信，在刚开始母乳喂养的那几周，如果妈妈一直坚持少量挤奶，当乳汁分泌超过宝宝的需求的时候，奶水不足的问题也就不复存在了。

如果宝宝尚未满1个月，晚上难以入睡，其原因可能就是喂奶不足。你可以按照本书第185页的建议，有规律地挤奶，这会帮助解决问题。你只需要花少量的时间来挤奶，就可以确保在未来宝宝的快速生长期分泌足够奶水，从而满足宝宝日益增长的胃口。如果宝宝已经超过1个月大，夜里难以入睡或白天不愿休息，下面的6天计划将可以快速增加你的乳汁分泌。除此以外，临时加餐也可以让宝宝免受饥饿引起的数小时烦躁和焦虑之苦。这种情况通常发生在妈妈试图通过按需喂养来刺激乳汁分泌的时候。

增加乳汁分泌的6天计划

第1~3天

早上6:45

- 从双侧乳房各挤出30毫升奶水。

- 宝宝此时应该起床，无论夜里吃了多少次奶，7:00之前也要再次给他喂奶。

- 用奶水较充足的一侧乳房喂他20~25分钟，再用另一侧乳房喂10~15分钟。

- 早上7:45以后，不要再给他喂奶，让其保持2个小时的清醒状态。

上午8:00

- 上午8:00之前你要吃完早餐，早餐应包括麦片、面包等，同时也要喝些水或果汁。

上午9:00

- 如果宝宝短休质量不高，此时用上次喂奶的一侧乳房喂奶5~10分钟。

- 宝宝短休之时，你也稍事休息。

上午10:00

• 不论宝宝睡多久，现在必须完全醒来。

• 用上次喂过奶的一侧乳房喂奶20~25分钟，这时你可以喝杯水，吃些点心。

• 从另一侧乳房上挤出60毫升奶水，再用这面乳房喂他10~20分钟。

上午11:45

• 用挤出的60毫升奶水喂他，使其不至在午休时饿醒。

• 下次喂奶之前，你要好好地吃一顿午餐，并且稍事休息。

下午2:00

• 此时宝宝应该醒来，不论他睡了多久，下午2:00之前都要喂奶一次。

• 用上次喂奶的那侧乳房喂奶20~25分钟，同时，你可以喝杯水。并从另一侧乳房挤出60毫升奶水，再用那侧乳房喂奶10~20分钟。

下午4:00

• 根据与其月龄阶段相应的作息规范，宝宝需要适当短休一会儿。

下午5:00

• 此时宝宝应该完全清醒，在下午5:00前吃一次奶。

• 让他在两侧乳房下吃奶15~20分钟。

下午6:15

• 用挤出的奶水给他加餐一次。体重低于3.6千克的宝宝可能需要摄入60~90毫升奶水才能安然入睡；体重超过这个范围的宝宝则需要120~150毫升奶水。

• 宝宝入睡之后，你要吃顿可口的饭菜，然后休息一下。

晚上8:00

• 从两侧乳房挤奶。

晚上10:00

- 从两侧乳房挤奶，这一点很重要，因为挤出奶水的多少能很好地衡量你的母乳分泌量。
- 安排丈夫或其他家人给宝宝喂睡前最后一次奶，这样你可以早点休息。

晚上10:30

- 把宝宝叫醒，晚上10:30之前给他喂奶。用奶瓶盛装母乳或配方奶使其饱餐一顿。关于更多细节，你可以参照本书第46页上的相关信息。

夜里

如果晚上10:30那一餐宝宝吃得很好，他就应该可以坚持到凌晨2:00~2:30。那时可以用一侧乳房喂20~25分钟，再用另一侧喂奶10~15分钟。为了避免他凌晨5:00再次醒来，你要用两侧乳房喂奶，这一点很重要。

如果晚上10:30那一餐宝宝进餐状况良好，却在凌晨2:00之前醒了，原因可能不是因为饥饿。下面列出了可能引起早醒的其他原因。

- 踢被子也会造成他凌晨2:00点之前醒来。不到6周的宝宝如果总是因为翻来覆去而醒来，你要把他的襁褓全部包好。对于6周以上的宝宝，你可以把他的襁褓包上一半，这样效果要好一些。最上面的一层被单要掖好，床的两边和两头都要塞紧，以免宝宝睡觉的时候乱动。

- 晚上给宝宝喂奶的时候，他应该保持完全清醒的状态。对于习惯于在凌晨2:00之前醒来的宝宝，可以将他晚上休息的时间推后一些，或在晚上11:15安顿他入睡之前给他喂一些奶，这样有助于宝宝睡整夜觉。

第4天

第4天早上，你会感到奶水比较充沛，上述计划需要进行一定的调整。

- 如果宝宝上午9:00~9:45之间睡眠质量很高，就可以把上午9:00的喂奶时间减少到5分钟。

- 如果宝宝午间短休质量很好，或者下午2:00那一餐进餐状况不佳，就可以把上午11:45的加餐减少30毫升。

- 放弃下午2:00挤奶的做法，这样在下午5:00的时候你的奶水就会比较充沛。

• 如果你感觉下午5:00时奶水比以前充足，就要在宝宝完全吸完一侧乳房中的奶水后，换另一侧乳房来喂他。如果洗澡之前他还没有喝完一侧乳房中的奶水，洗完澡后或加餐之前，继续用那一侧乳房来喂他。

• 晚上8:00挤奶的做法应该摒弃，晚上10:00的挤奶也应提前到9:30。晚上9:30挤奶时，要将两侧乳房中的奶水都挤干净。

第5天

• 因为在第4天下午2:00和晚上8:00已不再挤奶，在第5天早上，你会觉得乳房非常胀。因此在早上第一餐喂奶的时候，要让宝宝吃完所有的奶水。

• 早上7:00喂奶的时候，先用最胀的一侧乳房来喂奶20~25分钟，然后在挤过另一侧乳房的奶水之后，再用那一侧乳房喂他10~15分钟。你需要挤出多少奶，取决于宝宝的体重。适量挤奶很重要，这样就可以留下足够的奶水，满足宝宝的需求。如果在每晚最后一次喂奶的时候，你能挤出至少120毫升的奶水，你就可以按照下面的建议来进行操作了：

（a）宝宝体重3.6~4.5千克，挤奶120毫升；

（b）宝宝体重4.5~5.4千克，挤奶90毫升；

（c）宝宝体重5.4千克，挤奶60毫升。

第6天

第6天时，你的乳汁分泌会非常充足，如此一来加餐就没有必要了，你只需要按照相应的体重给他喂奶。同时，挤奶的操作还是要遵循相关作息规范的方法。这样才可以保证处于快速生长期的时候，宝宝日益增长的胃口可以得到满足。我也会建议，每晚最后一次喂奶时，继续用一瓶挤出的奶水或者是冲好的奶粉给他喂奶，直到宝宝年满6个月，可以摄入固态食物。这一次喂奶可以让丈夫或者是家人代劳，这样你可以早点上床休息，后半夜起床喂奶会更轻松一些。

夜间进食过度

我发现所有的宝宝，即使是那些按需喂养的宝宝，在4~6周大时，都能在两次喂奶之间睡相当长一段时间。比阿特丽斯·霍里和露西·史密斯是《睡眠：清静之夜的秘密》一书的作者，该书是一本非常出色的著作。他们把宝宝这种较长的睡眠时间称为“夜之核心”，我在本书的前面引用过这个概念。两位作者希望父母从中得到启示，他们也认为促使宝宝一觉睡到天亮的重要基石正在于此。

我认为在第2周结束的时候，出生时体重约为2.1千克的宝宝，夜里（半夜到早上6:00之间）就应该只喂一次奶了。当然，可以这样做的前提在于，宝宝白天进食状况良好，并且晚上10:00~11:00那一餐吃得很饱。根据我的经验，不论宝宝是母乳喂养还是喝配方奶，只要夜里总是起来吃奶2~3次，最终他白天的奶水摄入量就会减少。这样就形成了恶性循环，宝宝夜里需要不断起来吃奶，以满足每日的营养所需。

对于喝配方奶的宝宝，只要适当控制白天的奶水摄入，就可以较轻松地避免夜间进食过度。你可以先计算一下，宝宝每天需要摄入多少奶水，才能与其体重相适应。再根据本书第47页上的图表来合理安排喂奶。这样能保证宝宝吃奶最多的那餐是在夜里。这种办法，搭配以“夜之核心”的建议（本书第190页），就可以有效地避免喝配方奶的宝宝出现夜间进食过度。

有人认为，母乳喂养的宝宝夜里多次吃奶是很正常的事情；事实上，许多母乳喂养专家也鼓励这样做。有人建议妈妈和宝宝睡在一起，这样夜里就可以时不时地给宝宝喂奶。这些专家总是在强调一点，母乳分泌所必需的激素——垂体激素在夜间的分泌水平更高一些。他们的理论是：在夜间多次喂奶的母亲更容易维持良好的母乳分泌状态。很显然，这种建议只对一部分妈妈有效，有关统计数字已经证明，这个结论并非放之四海而皆准。正如我说过的那样，过度夜间喂奶使得很多妈妈筋疲力尽，导致她们当中很多人放弃了母乳喂养。

我在工作中接触过成千上万母乳喂养的妈妈。从我的经验看来，只要夜里睡眠充足，母乳分泌就会更加充沛。半夜让宝宝饱餐一顿可以确保其重新入睡，一觉睡到天亮。

下面的指导原则解释了夜间进食过度的主因，并且给出了相关建议，以避免这种现象。

- 早产儿或体重过轻的宝宝进食频率应该高于每3小时一次，关于如何处理这些特殊状况，你可以咨询专业的医生。

- 如果每次喂奶宝宝的进餐状况都很好（体重超过3.6千克的宝宝一般需要用两侧乳房喂奶），并且在白天的短休时间睡眠质量很高，他可能在晚上最后一餐并没有吃够。

- 如果晚上最后一餐时母乳分泌不足，你可以用预备的母乳或者奶粉给宝宝喂奶。如果在这一餐你想用母乳喂奶，必须要用足够的时间来挤奶。早上挤出的母乳可以作为储备来应对不时之需。

- 许多妈妈担心过早使用奶瓶会影响宝宝对母乳的欲望。我照顾过的所有宝宝每天都会用奶瓶喝一次奶，但我从没见到过她们所担心的那种情况，从没见到过哪一个宝宝会将乳头和奶嘴混淆或拒绝母乳。奶瓶的另一个好处就是，可以让宝宝的爸爸代劳最后一次喂奶，这样妈妈就可以在晚上10:00之前上床睡觉。

- 夜晚的这一餐让宝宝饱餐一顿，持续一周，如果情况还没有改善，问题很有可能是出在睡眠，而不是吃奶。建议继续用奶瓶给他进食一周，并且参照本书第199页关于应对夜醒的建议。

- 体重在3.6千克以下的宝宝，如果在没有喝完一侧乳房中的后奶时就换到另一侧乳房喂奶，也会造成其夜里频繁醒来。后奶中富含脂肪，可以有效地缓解宝宝的饥饿感。

- 如果宝宝出生时体重超过3.6千克，只用一侧乳房喂奶宝宝可能吃不饱，有时候还是需要用另一侧乳房来补充。如果他已在第一侧乳房吃了20~25分钟，你可以接着让他在另一侧吃上5~10分钟。如果宝宝不愿意继续吃，可以先休息15~20分钟，接着再喂。

采用我的作息规范的宝宝，如果夜里只需要喂一次奶，并且身体状况允许，慢慢可以一觉睡到天亮，你就不必在半夜起来喂奶。然而，偶尔也会碰到这样的宝宝，他们已满6周，依然需要凌晨2:00起来吃奶。根据我的经验，凌晨2:00起来吃奶常常会造成早上7:00那一餐奶水摄入量减少，最后干脆就不吃7:00的奶了。如果发生这样的事情，我会采用下面的“夜之核心法”达到这样的目的：如果宝宝想要减少每天吃奶的次数，要先取消半夜那一餐。

夜之核心法

产科护士和那些信奉作息规范的父母已经将“夜之核心”的方法运用了很多年。其工作原理就是：只要宝宝在夜里已经有了一段较长时间的睡眠，在夜之核心时间段里的几个小时，就不要再给他喂奶。如果这几个小时之内他醒了，就留出一段时间让他自然入睡。

如果宝宝不愿入睡，你可以用喂奶之外的其他方法使其安静下来。在这种情况下，霍里和史密斯建议拍拍宝宝，给他一个安抚奶嘴，或喂他一点水。你在旁陪护的时候，要把对他的关注控制在最小的程度。霍里和史密斯认为，只要用这种方法坚持几天，就能让宝宝在第一个夜之核心时间段内睡上至少几个小时。它也能教会宝宝两种最重要的睡眠技能：如何入睡以及如何在非快速眼动睡眠的状态之下重新入睡。

巴林·西蒙医生是《寂静之夜》一书的作者，也是澳大利亚阿德莱德大学普通医学的高级讲师。他也建议对于6周以上的宝宝采取相似的办法。有些宝宝体重每周都会正常增长，却依然在凌晨3:00醒来。可以给他一个安抚奶嘴或给他喝一些温开水。如果他还是难以入睡，可以少量地给他喂奶，使其能入睡即可。

这些方法并不新。婴儿护理专家克里斯丁·布鲁尔建议，对于那些已满4周且很活跃的宝宝，如果他们总是有规律地在凌晨2:00醒来，就可以喂他一些温开水。在40年的职业生涯中，布鲁尔已经为35000多位妈妈提供过建议。

在采用这些方法之前，你应该仔细读下面的内容，以确保宝宝在夜里睡更长时间。

- 这些方法不适用于体重很轻的宝宝，也不适用于体重不再增长的宝宝。如果宝宝体重不再增长，必须带他就医。

- 只有在下列前提之下，才可采用上述方法：宝宝体重稳定增长；你已经确信每晚最后一次喂奶他吃得足够，让他有一段较长的睡眠时间。

- 宝宝愿意缩减夜间奶水摄入的主要迹象是：体重稳步增加，早上7:00不愿吃奶或者奶水摄入减少。

- 上述方法的目的是延长每晚最后一次喂奶之后宝宝的睡眠时间，不提倡一次性地取消那一餐。

- 如果连续3~4个晚上，都有迹象表明宝宝可以睡上更长时间，你就可以采用“夜之核心”法。

- 该方法可以缩减按需喂养的宝宝夜里吃奶的次数，也可以促使其在两餐之间或最后一餐之后坚持更长时间。

夜里怎么样喂水才能避免出错

我认为，出生已满8~12周的宝宝，如果每周增重达到160克，仍然会在每天凌晨2:00~3:00醒来，这种夜醒可能是出于习惯而非饥饿。在这种情况下，我建议给他喂一小杯温开水。只有在宝宝喝过水之后能很快入睡，并且能睡眠一段适当的时间，你才可以采用这样的方法。

如果宝宝没有很快入睡，或仅睡30~40分钟就醒了，你一直给他喝水，或者再一直采用上述的“夜之核心法”就毫无意义了。如果连续几夜给他喝水都没有起到使其入睡的目的，事实上你正破坏他的夜间睡眠——与你的初衷背道而驰。

如果认为宝宝醒来是出于习惯而非饥饿，你就可以连续几晚采用给他喝水或“夜之核心”的方法，帮助宝宝入睡。但是，如果宝宝夜醒的习惯由来已久，白天很快就会进入过度疲惫状态，并且昏昏欲睡。而白天睡眠过多则会导致过度夜醒。因而，只有发现在连续几夜宝宝的睡眠质量有明显提高时，才可以采用“夜之核心法”。

从长期来看，那些喝奶较快且能一觉睡到天明的宝宝，要比时不时醒来、需要喝水、衔着安抚奶嘴或抱抱才能入睡的宝宝更容易放弃夜间的喂奶。

爱打瞌睡的宝宝

有时候，爱打瞌睡的宝宝在喂奶时也会悄然睡去，但是，如果没有吃饱，宝宝就会在1~2小时之后又想喝奶。而你这时给他换尿布、拍背，让他喝完剩余的奶水。在刚出生的那段日子，你需要花一点工夫让宝宝保持清醒状态，使其可以根据相应作息规范按时按量摄入奶水。这种努力在长期来看是值得的。有的宝宝会吃到一半就停下来，伸个懒腰，活动10~15分钟，再愉快地吃完剩下的奶水。这里要表达的要义在于，不要通过过多话语或轻轻摇晃迫使昏昏欲睡的宝宝保持清醒状态。一般而言，在出生后的一个月里，每次喂奶的时间要控制在45~60分钟。

很明显，如果宝宝因为某次进餐没有吃好而从睡眠中醒来，你就必须给他喂奶。不要试图让他等到下次喂奶，否则下一餐又会变成一次昏昏欲睡的进食。按照夜间喂奶的方式给他加餐，再安顿他睡下，通过这样的方式让宝宝的进餐回归正途。

拒绝吃奶

对于6个月大的宝宝来说，随着固态食物摄入的增加，会逐渐减少对奶水的需求。但是，在满9个月之前，他每天依然需要至少500~600毫升的母乳或冲好的奶粉。宝宝1周岁时，每天的奶水需求量会逐渐减少到最低350毫升。倘若在某几个进餐时段宝宝对于奶水的兴趣大减，奶水摄入也低于建议量，你就需要仔细考量一下为其提供固态食物的时间和种类。

下面的指导原则可以帮助你确定宝宝不喝奶的原因。

- 宝宝6个月大时，早晚之间依然需要饱餐4~5次奶水。所谓的饱餐，是指210~240毫升奶水或从双乳中充分吮吸的进餐状态。对于不到6个月就断奶的宝宝，不应使其在喂奶进行一半时摄入固态食物，那样可能让他无法喝完剩余的奶水。可以先让他吃完大部分奶水，然后提供固态食物。

- 即使是在医生建议之下较早断奶的宝宝，上午11:00依然需要饱餐一顿奶水。如果过早引入早餐，或早餐时先让宝宝吃下很多固态食物，可能会造成他在上午11:00那一餐奶水摄入量的下降，或者导致拒绝进食。

- 上午11:00的那一次喂奶，应该在宝宝6~7个月时逐渐减量，直至完全取消。

- 在下午2:00给宝宝吃本应是午餐的固态食物，或下午5:00吃本应是夜间的固态食物，会造成许多7个月以下的宝宝迅速缩减晚上6:00那一餐的奶水摄入量，甚至可能使其在那一餐拒绝喝奶。在他能欣然接受固态食物之前，最好在上午11:00喂他午餐时的固态食物，在晚上6:00他喝过奶水之后，喂夜间时段的固态食物。

- 在不恰当的时机给宝宝喂食香蕉或梨等难以消化的食物，是导致其下一餐奶水摄入减少的主要原因。宝宝未满7个月大的时候，最好是在晚上6:00而不是白天把这些食物提供给他。

- 那些已经超过6个月、不愿意吃奶的宝宝，常常会摄入过多的零食和果汁。如果这样的情况发生在你的宝宝身上，要尽量用水来代替果汁，让他少吃一些零食。

- 在9~12个月时，一些宝宝开始不愿意在晚上睡前喝奶，这就意味着他们可以取消每日的第三次喂奶了。如果发生这样的状况，在彻底取消这一餐之前，你要先缩减下午2:30那一餐的奶水摄入。

拒绝固态食物

满6个月或更大的宝宝当中，拒绝固态食物的情况常常发生，一般都是因奶水摄入过多造成的。如果他们依然在半夜吃奶，这种情况会尤为明显。每天我都会和他们的父母说，不要指望着宝宝能一天吃三顿固态食物。大部分这些案例中，宝宝都是遵循按需喂养模式，一些宝宝每晚吃奶的次数达到2~3次。尽管奶水对于6个月大的宝宝依然很重要，但是如果分配不好喂奶的时间和数量，就会严重影响固态食物的摄入。如果拒食固态食物的情况发生在宝宝身上，下面的指导可以帮助你分析其中的原因。

- 建议在宝宝6个月时再引入固态食物。如果他已满6个月，且能从晚上10:00一觉睡到天明，这一餐的奶水摄入就可以逐渐减少，直至完全取消。

- 如果宝宝一天饱餐奶水4~5次，却还是难以满足胃口，就可以给他断奶了。这里所谓饱餐，是指能喝下240毫升冲好的奶粉或能从双侧乳房中充分哺乳。对于这点，你可以参照本书第149页关于宝宝断奶迹象的相关信息。

- 如果宝宝已满6个月，每天饱餐4~5次奶水，却依然无法满足胃口，他拒食固态食物可能是奶水摄入过多引起的。你可以把上午11:00的奶水摄入减少到适中程度，以此鼓励他摄入更多固态食物。将满7个月时，宝宝一天的奶水摄入量应在600毫升左右，这些奶水应分3次喂养，包含其他食物当中添加的乳品。如果在这个年龄段，尽管减少了奶水摄入，宝宝还是不愿接受固态食物，你就要尽快与医生或卫生随访员探讨一下相关情况，以获取专业的指导。

挑食的宝宝

在断奶早期，如果合理控制奶水摄入，很多宝宝都会非常愉快地吃掉大部分食物。在9个月时，宝宝应该从一日三餐的固态食物中获得大部分营养。我建议父母尽量丰富食物的种类，保证宝宝获取全面营养。但是，大约也是在这个时候，宝宝开始排斥从前喜欢的食物。如果这样的现象发生在宝宝9~12个月时，下面的指导原则可以帮助你分析原因。

- 对宝宝的饭量，父母常常会有不切实际的预期。给宝宝过度喂食会误导父母，让他们认为宝宝存在饮食问题。下面展示了9~12个月宝宝应有的食量，或可以帮助你判断宝宝是否已摄入足量固态食物。

  （a）3~4份碳水化合物，由麦片、全麦面包、意大利面或土豆组成。1份应该是这样的：1片面包、30克麦片、2勺意大利面，或1小片烤土豆。

  （b）3~4份果蔬，包括生鲜蔬菜。1份应该是这样的：1个小苹果、梨或者是香蕉、胡萝卜、几朵西兰花或2勺绿豆酱。

  （c）1份动物蛋白质或2份植物蛋白质。1份应包括30克鸡肉、猪肉或鱼肉，或60克扁豆和其他豆类。

- 宝宝学会自己进食，在脑力和体力发育方面的作用举足轻重。这会促进他手眼协调能力的发展，增强其独立意识。大部分6~9个月的宝宝都可以用手取用食物。这个学习过程会让进餐场面凌乱不堪，也会耗时更长。可是，如果限制宝宝与生俱来的探索欲望，那只会让他感到非常沮丧，并且常常导致他拒绝你用汤匙给他喂饭。针对这样的情况，你可以给他提供多种零食，让他自己吃下一些东西。尽管这样会使场面变得脏乱，却可以让他更乐于接受你给他喂饭。

- 宝宝9个月大时，会对食物的颜色、形状以及质地更感兴趣。如果此时的食物还是各种蔬菜捣烂了混在一起，他很快就会厌倦，即便是从前最喜欢的食物。这也是许多宝宝对蔬菜失去兴趣的一个主因。

- 每一餐尽量给他提供少量多样的蔬菜，这样会比大量少样的形式更能吊起他的胃口。

- 经常给宝宝吃甜布丁和冰激淋，是宝宝不吃主食的重要原因。即便仅仅9个月大，宝宝也能很快明白，只要他们不吃主食，再折腾一阵，就可以吃到喜欢的布丁了。布丁和甜点只有在特定的情况下才可以给宝宝吃，而新鲜水果、酸奶或奶酪可以作为第二选择。

- 如果宝宝对某一种食物很排斥，你可以几周之后再让他尝试一下。在第一年，宝宝对食物的喜好变化很大。如果他不喜欢某种食物，父母就不再给他吃，最后选择的余地就很小了。

- 如果饭前让宝宝大量喝水或果汁，可能影响其食欲。要给他喝水，就尽量在进餐中途喝，而不是在饭前1小时内。同时，在摄入饮品之前，至少要让他吃完一半的固态食物。

- 进餐时间也会在很大程度上影响进餐质量。如果在上午8:00之后宝宝摄入属于早餐的固态食物，下午1:00之前的午餐时就不会很饿。同样，如果宝宝在下午5:00之后才吃本应属于下午茶的点心，也会使他因为疲惫而无法正常进餐。

- 在两餐之间给宝宝吃太多零食，尤其是香蕉、奶酪等难于消化的食物，会影响宝宝的胃口。你可以把零食控制一段时间，看这样是否可以改善他的进餐质量。

如果对宝宝固态食物的摄入状况有所担心，建议你咨询卫生随访员或医生，以获取专业建议。同时，你可以用一周时间记录下宝宝的饮食状况，帮助他们更好地查找相关原因。

常见睡眠问题

难以入睡

如果宝宝短休时难以入睡，你就要特别留意何时开始安顿他睡下，最终用了多长时间使其入睡。对于大部分宝宝而言，难以入睡的主要原因是过度疲惫或过度刺激。如果你确信宝宝的饮食和睡眠完全正常，我会强烈建议让他自己入睡。尽管宝宝的哭声会让你心中不忍，但是你要明白，这样才可以让他快速地学会自己入睡。在宝宝自己入睡的过程中，你要5~10分钟就过去探视一下。我曾经帮助数百位家长处理相关问题。一旦宝宝学会了自己入睡，他会变得很开心，也会很放松。一旦他白天拥有了很好的睡眠质量，夜间休息也会大为改善。

下面的指导原则可以帮助宝宝学会入睡。

- 如果宝宝吃奶时睡着了，此时放回床上会影响短休的睡眠质量。在他入睡30~45分钟之后进入浅层次睡眠，如果没有你的协助，他就不大可能重新入睡。其实，此种状况可以有另一种处理方式，当他吃奶时入睡以后，你可以把他放在更衣垫上，给他更换尿布。这能使其处于半睡半醒的状态，而这正是入睡所需要的。

- 过度疲惫是宝宝白天不能入睡或睡眠质量不高的主因之一。未满3个月的宝宝，如果连续2个小时没有睡觉，就可能会处于过度疲惫的状态，这种状态又会使他在接下来的2个小时不愿入睡。3个月大以后，随着年龄增长，大部分宝宝都可以保持更长时间的清醒状态，有时一次可以达到2.5小时。如果他清醒时间超过了1.5小时，你就要密切留意，如果他想要睡觉，就可以做出相应的安排。

- 入睡前频繁被人抱着，也是宝宝常面临的一个问题。每个人都只是轻轻地抱抱，可不幸的是，就是这样轻轻地抱几下，就会让宝宝烦躁不安，使其过度疲惫，难以入睡。宝宝不是玩具，在刚出生的几周里，不要因为限制大家去抱他而感到负疚。尤其是每次睡前，更应注意不要让人打扰他。

- 过度刺激是宝宝不能入睡的另一个主要原因。不到6个月的宝宝，在安顿睡觉之前，先留出20分钟，让他放松。此时不要和他做游戏或进行其他活动，否则会使其过度兴奋。对所有的宝宝，不论年龄多大，在把他们放下睡觉之前，不要和他们说太多话。只需轻轻的几句："夜深了，泰迪熊；夜深了，洋娃娃；晚安好梦！"

- 错误的睡眠联想也会造成长期的睡眠问题。你要在宝宝清醒的时候将他放在床上，让他自己入睡，这一点至为关键。对于已拥有错误睡眠联想的宝宝而言，仅仅让他自己哭上一阵难以解决问题。所幸，只要条件允许，大部分宝宝都能在几天之内学会自己入睡。

有助于宝宝睡眠的方法

每个宝宝所需的睡眠时间都各不相同。在出生后第一个月，有些宝宝在吃奶之后，会保持一段时间的清醒状态，然后一直睡到下一次喂奶。但是，如果宝宝白天睡眠状况很好而夜里睡眠状况不佳，或白天的短休极其不规律，通常可能会有几个方面的原因。如果你已经排除了饥饿的因素，也确信他的饮食状况良好，我会建议你采用一种我称之为"协助睡眠法"的方法。这种方法的目标是于让宝宝白天的短休和夜里的睡眠遵循一定的规律。这样一来，只要身体状况允许，他就可以一觉睡到天亮。

除了饥饿和错误的睡眠联想，我还发现，白天睡眠时间过长是宝宝夜里难以入睡或频繁夜醒的最常见原因。长此以往，会形成一个恶性循环。宝宝常需要在白天补觉，因为晚上没有睡好。根据我的经验，要扭转这个恶性循环，唯一的方法就是对宝宝的睡眠进行协助。只要夜里睡眠质量提高，白天就更容易保持清醒，这反过来又有助于改善晚上的睡眠质量。

所谓协助睡眠的目标，就是让宝宝的白天短休和夜里睡眠都能具有一定的规律性。如果你发现连续几天他都能习惯在同一时刻休息，你在安顿他入睡时也会轻松很多。

这种方法要想取得效果，必须持之以恒，这是至为关键的一点。实施这个方法的第一阶段至少需要3天时间，在此期间，无论是凌晨时分还是白天短休，都不要把宝宝放回婴儿床上。取而代之的做法是，在这些时段，爸爸或妈妈抱着宝宝，一起躺在安静的房间里。

尽量让宝宝躺在你的臂弯里，而不是趴在你的胸前。如果宝宝已满2个月大，并且已经不用襁褓，你就可以用右手搂着他，限制住他的双手。这样他就不会挥舞手臂、乱摇手臂，也不会因此而影响情绪。在宝宝休息的时候，要有一个人陪伴。在那段时间内，不要把他前后摇晃，也不要抱着他在屋里走来走去。

如果连续3天，宝宝都能按建议时间安然入睡，你就可以推进到第二阶段，让他在自己的婴儿床上休息。当你这样做时，有一点很重要，你要坐在床边，轻轻握住他的双手，这样对他有一定的抚慰作用。在第4天夜里，你依然需要轻轻地牵住他的双手，直到睡去。到了第5天晚上，你只需牵着他的一只手，放在他的胸前，让他入睡。第6天夜里，你就可以把处于困倦但是依旧清醒的宝宝放在床上休息，只需每隔两三分钟查看一下。如果宝宝在你臂弯里，至少3个夜晚都睡得很香，你就可以把他放在床上了。有些宝宝可能需要多于3天的时间，才能完全遵循所建议的时间睡觉。当宝宝进入第二阶段，并且连续几个晚上都在10分钟之内入睡，你就可以采用本书第173页的上面所提到的“平息哭泣法”尝试着让他自己入睡。

在白天，当宝宝处于完全清醒状态时，在他旁边放一本宝宝书或一件玩具，就能让他愉快地在床上待一小段时间。午间短休时，如果你愿意，可以用童车推着他出去走走，让他在车里小睡一会儿。连贯性是需要强调的一点，午间短休要么在童车里，要么在家里，千万不要在他睡到中途的时候把他从一个地方转移到另一个地方。

过早醒来

所有宝宝在早上5:00~6:00都是处于浅层次睡眠。在进入这种状态之后，有些宝宝会继续睡1个小时左右，但是大部分宝宝则不会再睡。我认为，宝宝是否会早醒，取决于两个方面。一是宝宝房间里的光线强度。如果说我倾向于让宝宝睡光线暗一点的屋子，也未必就全面；但是，可以确信的是，昏暗的环境足以让我所护理的大部分宝宝在早上5:00~6:00醒来之后又能很快入睡。我所谈及的“昏暗”应该是：一旦房门关闭，窗帘垂下，所有玩具和书籍都难以看见。因为，即使是偶然瞥见这些东西，都足以让宝宝从昏昏欲睡的状态变得完全清醒。

在宝宝出生后的前3个月里，父母处理早醒的方式决定着他日后是否会受早醒困扰。在出生后最初几周，那些在凌晨2:00~2:30醒来吃奶的宝宝，或许也会在早上6:00因为饥饿而醒来。那一次喂奶要当做夜间喂奶来对待，喂奶应该在一个有小夜灯的房间里迅速而安静地进行，不要有太多谈话或目光接触。喂完之后，把宝宝放到床上，让他睡到早上7:00~7:30。如果有可能，尽量不要在此时换尿布，因为这常常会吵醒宝宝。

如果宝宝在接近早上4:00时吃奶，又在早上6:00左右醒来，常常不是因为饥饿。只有在这样的时候，我才会建议父母协助宝宝重新入睡。在这个阶段，最重要的是让他快速入睡，即使这意味着需要抱抱他，需要使用安抚奶嘴。下面列出的指导原则或可以帮助你的宝宝免受早醒的困扰。

- 一旦宝宝已经安顿睡下，就不要再把小夜灯打开或把房门留出缝。研究表明，在黑暗中，大脑里的化学物质的工作机状态会改变，这些物质在黑暗中会让大脑处于一种准备睡眠的状态。当宝宝处于浅层次睡眠时，即使是最微弱的灯光都足以将他惊醒。

- 对于不满6个月的宝宝而言，踢开被褥也是早醒的原因之一。根据我的经验，这个月龄以下的所有宝宝，如果被褥盖得严实，睡眠状况都会很好。被单应该横盖在宝宝身上，远端要掖进去至少20厘米，近端要掖进去至少10厘米。同时，我也会建议把一块毛巾卷好后塞在近端的床栏杆和床垫之间，以固定住被单。

- 对于那些经常从床上爬起，并且踢开被子的宝宝，可以给他买一条纯棉薄睡袋，再搭配一条被单。根据天气状况的改变，毛毯或许并非必备之物。

- 一旦宝宝开始动来动去，并且到处翻滚的时候，建议你把被单和毛毯去掉，只留下一条睡袋。这样他就可以不受限制地自由活动，你也不必担心他会因此而在夜里着凉。值得注意的是，要根据时令选择适当厚度的睡袋。

- 在宝宝满6个月并开始摄入固态食物以前，不要取消每天最后一餐的奶水。如果在开始摄入固态食物之前，宝宝已经进入了快速生长期，可以给他多喝一点奶水，避免他由于饥饿而早醒。如果过早取消每天晚上最后一餐，就会经常发生这样的状况。

- 对于那些已经满6个月，且已经取消最后一餐奶水的宝宝，晚上7:00之前不要再让他睡觉。如果在晚7:00前他已经睡过觉，可能导致早上7:00之前醒来。

过度夜醒

在母亲开始分泌乳汁之前，刚出生的宝宝也许会一夜醒来几次想要喝奶。在出生1周后，体重超过3.2千克的宝宝，如果白天进餐状况良好，晚上11:00喂过奶之后，就可以连续睡上4个小时。更小一点的宝宝需要每隔3小时喂奶一次。根据我的经验，身体健康且进食状况良好的宝宝，在4~6周大时，一次睡眠时间会延长，达到5~6个小时。如果遵循我的作息规范，宝宝夜里会睡得时间更长。我的作息规范的主要目的就是帮助父母理清宝宝白天对喂奶和睡眠的需要，从而避免过度夜醒和夜间进食过量的发生。

宝宝夜里吃奶之后会清醒多长时间，在很大程度上因人而异。有些6~8周大的宝宝，在晚间最后一次吃奶之后，能一觉睡到天明，其他宝宝则要到10~12周时才能达到这样的程度。有些宝宝甚至需要更长的时间。如果白天喂奶和睡眠分配合理，所有的宝宝，只要身体和精神状况允许，都能一觉睡到天明。下面列举的是1周岁以下的健康宝宝，夜醒时间过长的原因。

- 白天睡眠过多。即使是体重很轻的宝宝，白天也需要有一定时间的清醒状态。白天每一次喂过奶之后，你都要鼓励宝宝保持1~1.5小时的清醒状态。在6~8周大时，大部分宝宝都能一次性保持最长2个小时的清醒状态。
- 白天奶水摄入不足。要想避免夜间进食过量，你就需要在早7:00~晚11:00之间喂奶6次，以满足其营养所需。为了按时按量地喂奶，你必须从早上7:00就开始一天的日程安排。

- 每餐奶水摄入不足。在刚生下来的日子里，大部分宝宝都应在一侧乳房下吃上至少25分钟，再换到另一侧吃奶。

- 如果在每天最后一餐时，母乳喂养的宝宝的奶水摄入量不足，他们很有可能夜里醒来好几次，在这一餐之后还需要加餐。

- 未满6个月的宝宝有很强的莫洛反射（参照本书第63页），突然的摇晃以及惊吓都会让他夜醒数次。除了用适当厚度的床单和毯子将其盖好之外，也要用纯棉床单把他包好，这对宝宝有好处。

- 大一点的宝宝夜里常常会由于踢被子而醒来数次，他们踢开被子之后易着凉，有时他们的腿卡在床栏杆之间也会使其从睡梦中醒来。此时你可以给他买一条睡袋，使用睡袋能避免上述两种状况的发生。

- 宝宝形成了了错误的睡眠联想。在宝宝2~3个月大时，睡眠周期会发生改变，在一夜之间会进入好几次浅层次睡眠。如果宝宝习惯了在喂奶、轻摇或有安抚奶嘴相伴的状态下才能入睡，在夜里他同样需要这些环节才能入睡。

- 对于6个月以上的宝宝来说，如果父母把婴儿房的门开着或把小夜灯开着，他也可能夜醒数次。

- 开始摄入固态食物时，你大幅减少宝宝的奶水摄入量，他也可能会因饥饿而夜醒，要求吃奶。

最后一餐疲倦进食可导致过度夜醒或早醒

宝宝刚出生那段时间，每日最后一餐如果进食状态良好，宝宝夜里就可以安然地睡上较长时间。在本书开篇，我就建议这次喂奶应该在婴儿房里安静地进行。这样宝宝就不会由于受到过度刺激而难以入睡。但是，如果宝宝由于困倦而未能摄入足够奶水，无法在夜里坚持太长时间，我会建议你按照本书第93页的建议，将最后一餐改为分次喂奶。分次喂奶是否成功，取决于宝宝清醒时间是否够长，奶水摄入是否充足。

我护理过的一些宝宝，在刚出生那几天很爱睡觉，因而必须在晚上9:40或9:45

就叫醒他们吃奶。我会把灯光调暗，把被子拿掉，将他的腿晾出来，让他自己在床上待一会儿。先留出10分钟时间，如果他还没有什么动静，我会把灯光调亮。不论他那时睡得如何，我都会在晚上10:00前把他从房间里面抱出来，带到我的卧室或客厅，打开灯或电视，创造一个更具刺激性的环境。如果在我喂他第一部分奶水的时候，他还没有清醒过来，我就会先把他放到游戏垫上，让他待5~10分钟，以便达到可以喂奶的清醒程度。

把奶粉冲得比平时稍微热一点，在11:15把第二部分奶水喂给他的时候，我会争取用另外一瓶新冲好的奶粉。在晚上10:00~11:00，我会让宝宝尽可能清醒。某些宝宝可能需要2个星期的时间才能确立分次喂奶的进餐模式;但是，这种模式一旦确立，就能帮助宝宝摄入更多奶水，从而延长夜间睡眠时间。

如果你用母乳喂养，依然可以用分次喂奶的方法。你可以在晚上10:00先用一侧乳房喂奶，晚上11:15再用另一侧喂奶。有些时候，在晚上10:00你需要用两侧乳房来喂奶，晚上11:15再用上一次喂奶的乳房喂他一会儿。如果你感到此时乳汁分泌不足，就可以用挤出的奶水给他加餐。

如果宝宝尚未满12周，在最后一餐时昏昏欲睡且进餐状况不佳，则有必要实施分次喂奶的进餐模式。要想取得理想的效果，你需要在下午5:00或6:15进行分次喂奶。如果此时放弃分次喂奶的习惯，宝宝在洗澡后可能会摄入更多奶水，这会与你减少最后一餐食量的初衷背道而驰。

如果你尝试了上面的所有建议，宝宝的进餐状况依然不佳，还是会早醒，你可以连续几天晚上尝试取消晚上10:00那一餐，观察在此条件他的睡眠时间。如果宝宝连续几夜都能睡得很好，你就可以继续每晚10:00给他喂奶，他的夜间睡眠很可能会调整到适当的时长。

对于大多数未满7个月的宝宝而言，在完全断奶之前，在漫漫12小时的夜间，他们依然至少需要吃一次奶。因而，始终不懈地坚持晚上10:00的喂奶显得很有意义。

疾病对睡眠的影响

我照看的第一批宝宝，在未满1岁时，大部分都没有患感冒和咳嗽，而第二批和第三批宝宝则都遭受过这些疾病的困扰。第一批宝宝中的曾经感冒的宝宝，他们在感冒之前，睡眠状态非常稳定，夜里也很少醒来。第二批和第三批宝宝则在很小的月龄就从哥哥或姐姐那里感染了感冒，夜醒就不可避免。不满3个月的宝宝，如果感冒或是生病，需要一定的照料才能度过整个夜晚。感冒时宝宝会非常痛苦，在吃奶时更是如此，因为这么大的宝宝还没学会用嘴呼吸。

在生病的时候，宝宝夜里需要你的陪护。在照顾他时，你要尽量保持安静，以免打扰他。我认为，生病的宝宝比健康的宝宝更需要休息。宝宝在休息时，应尽量避免把他安排在客人很多或有其他活动的地方。我发现，在照看一个已满6个月并且生病的宝宝时，如果我和他睡在同一个房间里，他的睡眠状况会更好一些。这也方便我照料他，同时不需要在走廊里走来走去，那样可能打扰他一人。

偶尔，我会发现，那些大一点的、夜里已经不喝奶的宝宝，在康复之后，会继续出现夜醒现象，他们还是想像生病时一样被照顾。在最初的几个夜晚，我会前往探视，给他喝一些温开水。一旦我确信他已经完全康复，就会让他自己尝试着入睡。从我的经验看来，如不这样做，宝宝易形成长期的睡眠问题。

如果宝宝感冒或咳嗽，不论多么轻微，你都应该带他去看医生。我经常听到父母们悲伤地说，他们的宝宝患上了肺部感染，如果早点就医，就很有可能避免。很多妈妈延误了就医时机，因为她们担心被人说成是神经过敏。所以，只要你对宝宝的健康有任何疑虑，无论这种忧虑是多么微不足道，你都可以和医生探讨一下。如果宝宝被诊断为生病，你就需要严格地遵循医生的建议，尤其是在宝宝的进食方面。

午间休息

午间短休是安心宝贝作息规范当中很重要的一部分。相关研究表明，适当的午间短休对于婴幼儿大有裨益。随着宝宝一天天长大，他会变得更加活泼好动，午间短休则可以让他恢复上午活动所消耗的精力，也可以让他安然地度过下午。

然而，我心里很清楚，宝宝刚出生的那些日子，午间短休有时可能会出现问题。我可以理解那种不舒服的感觉:仅仅睡了30~45分钟就醒来，虽然依旧疲惫，却无法再次入睡。假如他还没有养成错误的睡眠联想，你可以尝试着做几件事，以此改善其午休质量。

第一件事就是，如果你确信宝宝不是饿醒，就留出一段时间，让他自己调整入睡。正常的情况下，在一周左右的时间内，如果5~10分钟宝宝的哭泣慢慢平息，之后他们就可以自己入睡。当然，如果你发现10分钟之后，宝宝的哭声没有减弱而是增强了，你就应该去查看一下。对于那些哭声越来越大的宝宝，我会把原定于下午2:00那一餐的奶水先喂给他一半，喂奶的过程要保持安静，同夜间喂奶一样。这样，他就不会被谈话或眼神接触所打扰。那样，我就会认为宝宝不能重新入睡的原因是其浅层次睡眠恰好与饥饿的时间相契合。

饥饿——小一点的宝宝

为了避免饥饿可能造成的午休紊乱，我会把早上喂奶的时间推迟到上午10:00或10:30。在宝宝短休之前，再给他加餐一次。这样一来，你就可以放心，当他们哭一小段时间，而不必担心他遭受饥饿的困扰。

但是，如果他们的哭声越来越大，并且不愿意入睡，你可以回顾一下他在上午的睡眠时间，找出这种状况的原因。

上午短休——小一点的宝宝

如果宝宝月龄在1~6个月，上午睡了1个多小时，这可能会影响到他的午间短休。根据他在上午睡眠时间的长短，我会尽量把他的午休时间缩短到45分钟到1个小时。有时候，对某些3个月以上的宝宝，我会把他们的早间短休时间缩短到30分钟，以确保午睡达到2个小时。

如果你发现，不能把宝宝的早间短休延后到上午9:00，我建议你把早上短休分成两个时段，这样就可以减少宝宝早间的总体睡眠时间。如果划分为两次短休，时间以15~20分钟为宜。

在宝宝午休之前给他加餐一次，把早上的短休时间减少到30~40分钟。如果早上短休仅仅维持了45分钟就醒了，你可以先让他哭一小会儿。那样，他应该可以再睡更长的时间。

饥饿——大一点的宝宝

对于已经断奶的宝宝来说，在午休之前，可以试着加餐一次。如果你发现这次加餐他喝得很多，就需要检视一下他的固态食物摄入状况是否合理，以确保他摄入了均衡的蛋白质、碳水化合物以及蔬菜。

在7个月大时，宝宝应该已经适应一日三餐的进餐方式，也适应了固态食物的口味。如果宝宝6个月时就已断奶，你需要迅速浏览一下相关的指导原则，合理地安排宝宝每一餐的食量。

如果宝宝已经超过9个月，午餐却不愿喝足够的水或稀释果汁，他可能在短休中因为口渴而醒来。尤其是在天气炎热时，更容易发生这样的状况。在午间短休之前，你应该适量给他喝一点水。

如果已排除了饥饿的可能性，宝宝的哭声还是越来越大，你就可以回顾一下他早上的睡眠时间，看看是否因为早上的睡眠时间过长而影响了午间短休。

上午短休——大一点的宝宝

对于超过9个月大的宝宝，尽量不要让他在上午9:15~9:30之前短休。如果你发现这次短休时间超过了45分钟，可能会引起午休质量不高。

如果宝宝6~9个月大，你可以慢慢减少其上午短休的时间，以每隔三四天减少10分钟的幅度缩减，直到宝宝只需20~25分钟的睡眠为止。如果宝宝已满9~12个月，就可以把上午短休时间减少到10~15分钟，或将其完全取消。你也许发现宝宝会发困，如果发生这样的状况，就要把他的午餐及午间短休稍微提前。只要坚持在午间短休之前给宝宝喂奶，减少其上午短休的时间，一两周后，宝宝午间短休的质量就会得到改善。

午间短休——进一步解决问题

如果你发现，尽管尝试了上面的所有建议，宝宝还是不能重新入睡，就必须调整下午的睡眠时间，使宝宝晚上休息时不至于过度疲惫。下午到底让宝宝睡多久，取决于他所处的年龄阶段。

6~9个月大的宝宝，在下午2:30喂奶之后，一般需要30分钟的短休;除此之外，下午4:30左右还需要短休一次。这样的作息安排可以使他不至于过度疲惫和烦躁不安，也可以让宝宝在下午5:00之前正常地作息，使其在晚上7:00安然入睡。有时，宝宝在下午2:30不愿意入睡，但是随后会在下午3:00~4:00睡着，这种情况尤其会发生在超过9个月的宝宝身上，他们睡上30~45分钟就会醒来。如果发生这样情况，最好把他晚上上床睡觉的时间稍微提前。

有一点很重要，当你调整宝宝的作息规范，以此弥补午睡时间不足的时候，要考虑到此月龄的宝宝每天所需的最短睡眠时间。要想让他在晚上7:00安然入睡，下午5:00你就应该把他叫醒，让他处于清醒状态。

注意事项如下。

- 在宝宝午睡之前给他加餐一次，这样就可以排除因饥饿而醒来的可能性。如果一个已经断奶、月龄相对较大的宝宝能喝下超过几十毫升的奶水，就表明他可能需要增加固态食物的摄入。对有些母乳喂养的宝宝而言，尽管固态食物摄入的状况正常，依然需要加餐一次，直到满9个月。

- 月龄稍大的宝宝，在午睡之前可以给他喝点温开水，这样就不会因为口渴而醒来。

- 纠正宝宝所有的不良睡眠联想，比如必须吃奶才能睡觉，你要确保宝宝在上床睡觉之前已经吃饱喝足。养成良好的习惯或许需要一定的时间，对这一点你必须保持足够耐心。

- 排除宝宝过早醒来的其他原因，例如噪声过大或被单没有掖好。（注意：莫洛反射在6个月以下的宝宝身上表现很明显。要想避免宝宝过早地醒来，就得把他的被单掖好，这一点很重要。相关信息请参照本书第63页）

- 通常状况下，要让宝宝自然醒来。在度过最初几周之后，如果宝宝并没有哭闹着要吃东西，在他醒来时，可以让他以清醒的状态在床上躺一会儿，再将他抱起来。这样做，宝宝才不至于把睡醒与被抱起来联系在一起。

如果你遵循了上面所列出的各项建议，并且预留了足够的时间，让所有的调整发挥作用，宝宝的午间短休还是出现问题（比如你觉得宝宝养成了只要一进入浅睡状态就醒的习惯），你就可以试一下协助睡眠的方法，这种方法在本书第196页曾被提及，可以帮助宝宝有规律地睡眠。

午间短休“平息哭泣法”

我在书中曾经提到，对于那些入睡困难或过度疲惫的小宝宝，可以使用“平息哭泣法”。你要是明白“平息哭泣”和睡眠训练的区别，宝宝就不会给你带来太多困扰，问题也不会进一步恶化。下面是对这种方法的简要介绍。

如果宝宝吃饱喝足，也有些困倦，放到床上后却不愿入睡，采用“平息哭泣法”就比较恰当。在入睡之前，宝宝会时断时续地哭上5~10分钟，有些过度疲惫的宝宝可能会哭上20分钟。尽管如此，一旦入睡，他们就会睡完整个短休时间，夜里可以睡到下一次喂奶时间。

如果宝宝入睡30~45分钟之后就醒来，在哭泣10~20分钟之后，又能睡上30~45分钟，这样的情形可以归结为“平息哭泣法”。如果他入睡30~45分钟就醒来，而且再也无法入睡，哭泣时间超过了建议的时长，就很难称为“平息哭泣法”了。

我不建议长时间地撇下宝宝，让他自己哭。这样不仅让他难受，还会养成只要一醒或一进入浅睡状态就哭的习惯。你可以让宝宝起床，根据他的月龄，让他在下午睡上一两觉，这样的效果要更好一些。根据我的经验，只要让宝宝养成了恰当的睡眠联想，并且知道如何调整下午的作息，最终宝宝就可以在午间短休时睡上更长的时间。

睡眠联想

在刚出生的那几个月，许多宝宝的短休会在儿童汽车座椅或睡篮进行，这样能给父母带来很多方便，因为他们的时间安排可以更加灵活。不幸的是，随着宝宝一天天长大、一天天活跃，他越来越不想睡在儿童汽车座椅上，或睡到足够长的时间。如果养成了这种习惯，你就很难在白天把他安顿在婴儿床上睡着。随着宝宝日渐长大，在汽车座椅上睡觉也会让他觉得不舒服，他可能简短地打一个瞌睡，随后却变得异常困倦，烦躁易怒。这样做的连锁反应就是，在吃下午点心时，宝宝喝不好奶，或者没吃完奶就已经睡着。这样也会造成宝宝在夜里饿醒，让所有人在第二天无精打采。你需要尽早把宝宝放在床上睡觉。如果你因为其他事情没时间照料宝宝，可以把他放在婴儿车里，推到家里的一个安静角落，让他能不受干扰地睡觉。

如果宝宝还没有养成正确的睡眠联想，就要想尽一切办法，让他在短休期间睡着。这就是大家都知道的“协助睡眠法”（请参照本书第197页）。用婴儿车或童车把宝宝带到户外，让他享受属于自己的2小时。我常常发现，如果7~10天，宝宝的睡眠周期就可以完全适应这样的节奏。再安顿他睡觉的时候，只要协助使用“平息哭泣法”就可以了。

长牙和夜醒

根据我的经验，从小开始作息就有规律、睡眠习惯良好的宝宝，很少在夜里受到长牙的困扰。在我护理过的300个宝宝中，只有少数几个宝宝夜里会因长牙而困扰。在这种情况下，宝宝通常是长臼齿了，而且一般只会出现在几个夜晚。我发现，因长牙而早醒的宝宝，更有可能受肠绞痛的困扰，从而养成不好的睡眠习惯。

如果长牙期间出现夜醒状况，在抱抱或给他一个安抚奶嘴后，宝宝又能安然入睡，你就可以大致判断长牙不是早醒的真正原因。真正因长牙而疼痛的宝宝会很难入睡。不只是在晚上，白天也会感到不舒服。我建议你留意过度夜醒和早醒两种状况，以排除宝宝睡眠质量不高的其他原因。

如果你确信宝宝夜里醒来是长牙的疼痛造成的，建议你带他去看医生，看是否需要服用扑热息痛和布洛芬等药物。长牙确实会影响宝宝夜里的睡眠，但是绝不至于好几个晚上不能入睡。如果宝宝的状况不佳，出现发热症状或没有胃口，或出现腹泻，就需要带他看医生。不要想当然地认为这些征兆就是长牙的表现。我经常发现这样的情形，父母认为宝宝在长牙，最后却诊断为耳或咽喉感染。

黄金规则

最后，这些基本的小窍门，可以让宝宝在1岁之前，避免一些潜在的问题。

- 在宝宝刚出生的那段日子，建议清醒时间不要超过2个小时。这并不意味着他们必须醒2个小时。如果宝宝在夜里吃奶之后睡眠状况良好，但白天一次只能保持1个小时左右的清醒状态，很明显宝宝只是比较嗜睡。但是，如果宝宝晚上或半夜吃奶之后的睡眠状况不佳，并且排除了饥饿的原因，你就需要在白天逐渐延长其清醒的时间，延长幅度以几分钟为宜；直到宝宝可以在白天愉快地保持较长时间的清醒状态，并且夜间睡眠质量有所提高。

- 宝宝在一侧乳房吃奶的时间最长为25分钟，这并不是说他们必须吃够25分钟。有些宝宝喝奶的效率很高，很短的时间就能喝饱。如果宝宝体重状况正常，白天短休及晚上的睡眠质量都很好，你就无需担心宝宝吃奶时间的长短。然而，如果宝宝在两次喂奶之间显得异常烦躁，短休也无法安然入睡，他可能就是没有吃好。你可以尝试着在短休之前给他喂点奶，如果之后可以安然入睡，你就可以确信饥饿才是他烦躁不安的真正原因。为了进行补救，我认为你应该到专业的哺乳顾问那里寻求帮助，以确保你的哺乳姿势是正确的。如果你对自己的哺乳姿势足够自信，就需要从其他方面寻找原因，可以看看宝宝是否只是吮吸而不曾吞咽。那些只是无谓地吮吸而没有吃到奶的宝宝，很快就会疲惫，在没有吃饱时就把乳房推开。

- 在宝宝出生的早期，如果哭闹，你不妨假定他饿了，喂他一些奶水。请记住一点，我说的3小时喂一次，是这样计算的——从此次开始喂奶到下一次开始喂奶。这意味着两次喂奶之间仅有2个小时的时间差。我说过，如果还没到我所建议的喂奶时间宝宝就饿了，你依然应该给他喂奶。但是，如果宝宝在与其年龄相应的就餐时间之前很早就饿了，你就要找出其中的原因。对母乳喂养的宝宝来说，这种现象的常见原因是母乳分泌不足或喂奶时宝宝没吃饱。如果喝奶粉的宝宝两餐之间不能坚持3个小时，你应该和卫生随访员探讨一下，看看宝宝每一次吃奶是否吃饱。

- 除非有迹象表明宝宝可以更长时间地保持清醒，在两餐之间能坚持更长时间，否则，就不要转入下一个阶段的作息规范。宝宝的个性、需求各不相同，有时你会发现宝宝游离于两种作息规范之间。结果可能是，宝宝的睡眠遵循一种作息规范，喂奶却遵循着另一种，或者反过来。但是，这种局面也可以接受。

- 你要记住一点，作息规范的目标就是建立良好的长期饮食和作息习惯。只要宝宝体质和精力允许，就可以一觉睡到天亮。你不应通过限制或减少夜间喂奶的方式迫使宝宝一觉睡到天亮。

- 为避免宝宝早醒，你要确保在他夜里醒来能饱餐一顿，尽量使其一觉睡到早上7:00左右。如果宝宝睡到早上5:00或6:00，就不要再用太长的时间观察其是否可以重新入睡。习惯于早上5:00~7:00醒来的宝宝，不论清醒的时间是多久，都比那些喝奶后就能入睡的宝宝更容易出现长期的早醒问题。（参照本书第198页）

- 如果宝宝不能有规律地睡到早上7:00，你就没必要缩短他在每日最后一餐的清醒时间。如果宝宝已满3个月，不到早上7:00就醒来，你可以把晚上最后一餐改为分次喂奶，在那个时候让他清醒的时间长一些。从我的经验看，分次喂奶一般都会有效果，让宝宝夜里睡得更长；那些大一点的、早上5:00就醒来的宝宝，分次喂奶也能使他们睡到早上7:00左右。请参照本书第93页关于分次喂奶的相关信息。你至少需要花上一周的时间，才能让宝宝确立这样的进餐习惯。分次喂奶成功的关键在于，晚上9:45前就叫醒宝宝，让他在作息规范所建议的时间处于完全清醒的状态。

- 超过6个月、已取消最后一餐喂奶的宝宝，如果早上5:00~6:00醒来，10~15分钟不能入睡，你可以喂一些奶，即便他们不是被饿醒的。根据我的经验，宝宝一醒就给他喂奶，是避免长期早醒的最有效、最快捷的办法。到摄入固态食物的月龄段，宝宝白天睡眠时间过长也会造成早醒。对于早醒的宝宝，缩减白天的睡眠时间很困难，因此，不要指望给个安抚奶嘴、抱抱他或者喂一点奶就可以让他入睡。随着宝宝早上5:00~7:00睡眠质量的提高，你可以慢慢把上午短休的时间从9:00推迟到9:30，把短休时间减少到30分钟，这样就能保证他在中午12:30开始午休，避免宝宝傍晚时再进行短休。一旦宝宝白天的睡眠时间开始减少，你会发现他可以很自然地睡到早上7:00左右，并且可以取消那一次喂奶。

但是，如果连续两周宝宝都能睡到早上7:00左右，你还是需要早上5:00~6:00喂奶，你可以缩减那一餐的奶水摄入量。一旦达到这样的程度，只要给他喂一点奶，宝宝就能安然入睡，你就可以不用喂奶，而让他自己学着入睡。

Appendix

附录

美国婴儿死亡研究基金会（FSID）

关于减少婴儿猝死风险的建议

1. 在刚刚出生的前6个月，无论白天还是夜里，在宝宝休息时，要把他的脸朝上放在婴儿床上，并且和大人睡在同一个房间。

2. 宝宝的房间温度不必过高，没有必要整夜都让室内保持很高温度。可以把室温保持在16~20℃，18℃是比较适宜的温度。

3. 家长很难直接判断室温，可以在宝宝休息和玩耍的房间内放一个温度计。

4. 在探视宝宝时，如果发现他身上出汗或者腹部发烫，可以把他的被褥去掉一些。

5. 给宝宝准备一条轻一点的毯子或婴儿睡袋。如果宝宝感觉太热，可以减少被子的层数，或者更换一条热值数较低的睡袋。在炎热的夏季，宝宝在床上时根本不用铺盖。不到12个月大的宝宝，不要给他使用羽绒被、棉被或枕头。

6. 即便在冬季，身体不适以及发热的宝宝也要穿少点衣服、少盖些被子。

7. 宝宝是从头部散发多余热量的，因此你可以让他用“脚并脚”（宝宝的脚抵到床栏杆)的睡姿，这样头部就不会被盖住，他也不会蜷缩进被子里面。

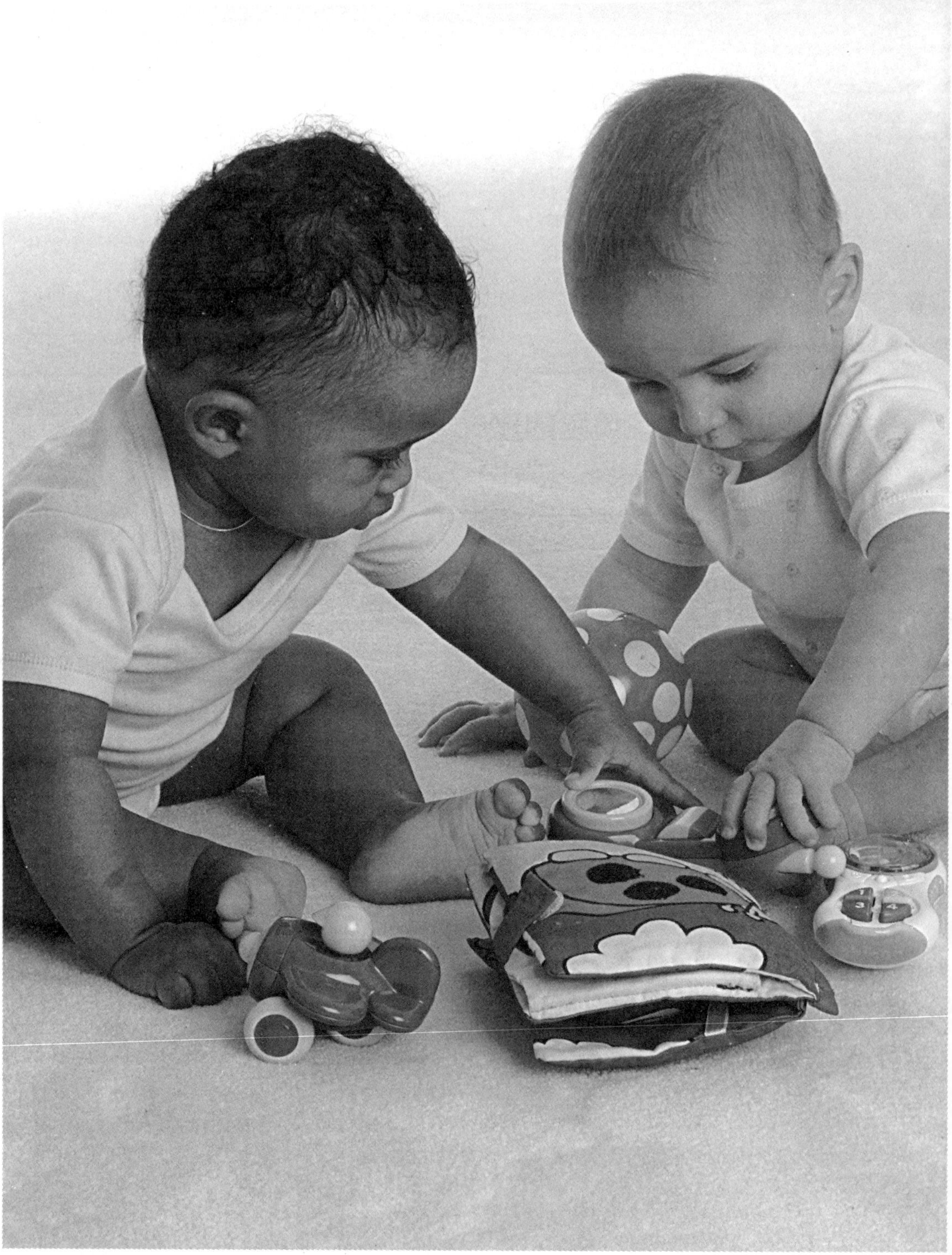